SHIYONG YIXUE YINGXIANG
JISHU YU LINCHUANG

实用医学影像
技术与临床

陈 华 主编

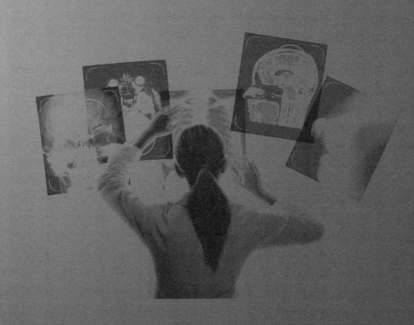

内蒙古科学技术出版社

图书在版编目（CIP）数据

实用医学影像技术与临床 / 陈华主编. — 赤峰：
内蒙古科学技术出版社，2019.5（2022.1重印）

ISBN 978-7-5380-3094-5

Ⅰ.①实… Ⅱ.①陈… Ⅲ.①影象诊断 Ⅳ.①R445

中国版本图书馆CIP数据核字（2019）第098735号

实用医学影像技术与临床

主　　编：陈　华

责任编辑：张文娟

封面设计：天顿图书

出版发行：内蒙古科学技术出版社

地　　址：赤峰市红山区哈达街南一段4号

网　　址：www.nm-kj.cn

邮购电话：0476-5888903

印　　刷：三河市华东印刷有限公司

字　　数：153千

开　　本：787mm×1092mm　1/16

印　　张：8.375

版　　次：2019年5月第1版

印　　次：2022年1月第3次印刷

书　　号：ISBN 978-7-5380-3094-5

定　　价：48.00元

前　言

　　近年来,随着科学技术的不断进步,医学影像诊断的各种新方法、新技术也不断发展,呈现出百家争鸣的局面。但因为临床工作过于繁重,教科书上的部分内容又太过陈旧,因此我们需要一本与时俱进的影像学专著。

　　《实用医学影像技术与临床》内容以临床实用为特点,对临床常见各种疾病的影像特点进行了重点的介绍,并精选了临床典型案例的影像图片,图文结合,注重理论联系实际。本书语言简练,条理清晰,内容丰富,适用于医学院校师生、临床医生阅读参考。

　　本书作者长期工作在繁忙的临床一线,具有丰富的临床经验。本书由作者在总结自身临床经验并参考国内外相关文献的基础上精心编纂而成,并吸收了国内外影像学的最新研究成果。由于编写时间仓促,对书中存在的疏漏之处,恳请各位专家、医学界同仁批评指正,以便今后再版时修正完善。

陈　华

2019 年 4 月

目　　录

第一章 X线检查技术

第一节 普通检查

一、透视

荧光屏透视已基本淘汰,目前主要采用影像增强电视透视或平板探测器透视系统组成的数字透视,并且透视检查已经逐步被X线摄影所取代,只在少数情况下作为辅助检查方法。

(一)透视前准备

(1)仔细阅读申请单,了解透视目的要求和检查部位。

(2)患者除去身体上过多的衣物,特别是受检部位的装饰物、膏药等异物。

(3)根据患者体型、检查部位及病理情况,设定透视条件,并在透视过程中随时调整。

(二)临床应用

1.胸部透视 一般取立位,幼儿和年老体弱者可取坐位或卧位。透视时双手叉腰,两肘内旋,使肩胛骨外移,不与肺野重叠。同时转动患者体位,上下移动肩部进行检查。应自上而下、由内向外地观察肺野、肋膈角、横膈、纵隔、肺门及心脏大血管。透视时让患者做深呼吸动作,观察肺尖、肺野透过度、膈肌运动及病变的变化。

2.心脏透视

(1)正位:观察心脏及大血管的大小、形态及搏动情况;心尖及相反搏动点的位置、右心缘有无双边现象,主动脉弓的位置、形态、高度等,肺动脉段及肺门血管状态。

(2)右前斜位(第一斜位):观察肺动脉段及心前缘的状态、有无膨突。观察食道各段,尤其中下段有无压迫移位。

(3)左前斜位(第二斜位):观察左右房室有无增大的迹象。右室增大时,心脏前缘中下段向前膨隆;左房增大时,心脏向后上膨隆并推压左主支气管移位;左室增大,心后下间隙缩小或消失。

3.腹部透视　多用于急腹症的检查,观察胃肠道有无穿孔或梗阻。可以发现和确定腹部的钙化、结石、金属异物的大致部位。通常取卧位或斜位做胸腹联合透视,观察膈下游离气体需做立卧位对照。下腹透视主要用于节育环的检查,可以确定其有无及位置形态的变化。

4.四肢透视　多用于观察四肢骨有无骨折、脱位及异物。还可在透视下进行骨折复位、异物摘除等。

二、普通 X 线摄影

(一)摄影前准备

头颅、胸部、四肢等部位无需特殊准备;腹部、下部脊柱、骨盆和尿路等部位摄影时,要事先进行肠道准备以清除肠道内容物,否则影响诊断。

(二)摄影步骤

(1)认真核对患者的姓名、性别、年龄、摄片部位。

(2)确定摄片部位。

(3)依据检查部位的实际大小选择适当的照射视野。

(4)胶片上的各种标记要核对清楚,放到规定位置,避开照片的诊断区。

(5)胸部、腹部、脊柱、骨盆和头颅等较厚的部位,需使用滤线栅;根据摄影距离选择适当栅比的滤线栅。

(6)除去衣物或身体部位上能影响 X 线穿透力的物质,如发卡、金属饰物、膏药和敷料等。

(7)选择适当的曝光条件,如焦点大小、千伏、毫安、时间、焦—片距等。

(8)摄影部位与呼吸有关者,如胸部、腹部应做呼气、吸气、屏气的训练。

(9)摆好体位,对准中心点,调整曝光视野,手动曝光;摄影完毕,做好摄影条件记录并签名。

(三)注意事项

1.骨关节系统

(1)患者处于最舒适体位。

(2)摄影部位与胶片长轴平行,置于暗盒中心。

(3)一张胶片上拍摄两个位置时,身体的同一端必须放在胶片的同一侧。

(4)拍摄范围要全,要包括软组织。四肢骨要包括邻近的一个关节,腰椎要包括下部胸椎,胸椎要包括下部颈椎或上部腰椎。

(5)两侧对称的部位,应在同一技术条件下拍摄对侧,或一张胶片包括两侧结构。

(6)任何部位都要有正、侧两个摄影位置,必要时还要拍摄斜位、切线位和轴位。

(7)单侧摄影需在胶片显著位置标明方向。

2.胸部

(1)常规采用深吸气后屏气曝光,怀疑气胸或支气管异物时,可同时摄深呼气相以资对比。

(2)使用滤线栅;摄影距离150~180cm;短时间、高千伏曝光。

3.腹部

(1)摄片前清除肠内容物。

(2)曝光时屏气;使用滤线栅;摄影距离100cm。

(3)必要时,检查当日禁食及禁服任何药物。

(4)摄片前可进行腹部透视,观察有无其他影响诊断的影像(气影或对比剂影),如有需进行处理。

第二节　数字X线成像检查技术

目前临床上主要有两种数字化成像技术,即计算机X线摄影(CR)和数字化X线摄影(DR)。

一、计算机X线摄影(CR)

CR机的主要部件是成像板,它的作用类似X线胶片,板内涂布有氟卤化钡晶体。成像板在接受X线照射后,X线光子的能量以潜影的形式储存在板内,当成像板经激光扫描激发后,其潜影可产生荧光,并被读取、转换成电信号(数字信号)输入计算机进行影像处理和储存。与传统的X线摄影相比,CR图像的密度层次更为丰富,比胶片更能显示组织结构的细节。CR可利用原有的X线机进行摄影,而不需更换X线设备。

二、数字化X线摄影(DR)

与CR相比,DR具有更高的空间分辨率,图像层次更为丰富,显像迅速,工作流程简单,工作效率更高。DR系统最重要的部件是平板探测器,它利用非晶硒的光电导性,将X线直接转换成电信号,经模数转换器形成数字化影像。

DR的优点在于:①数字图像密度分辨率高,多达400多个灰阶,而胶片的密度分辨率只能达到26个灰阶。数字图像可经窗宽、窗位和转换曲线等调节使全部灰阶以分段方式得到充分显示,从而扩大了密度分辨的信息量,有利于诊断。②数字图像可进行多种后处理,如特征提取、灰度变换、图像放大和反转、图像计算、图像标注等。特别是根据数字图像可进行计算机辅助诊断。③数字化图像可在图像储存和传输系统(PACS系统)中海量储存,可随时进行调阅。④数字化图像可通过网络进行远程传输,进行远程会诊和远程教学等。

三、数字减影血管造影

数字减影血管造影(DSA)是通过计算机把血管造影图像上的骨与软组织消除,突出显示血管的一种影像技术。广义上,DSA所获取的图像也是数字化图像。

(一)DSA成像的简易原理

DSA设备架呈"C"形,故称之为"C臂"。在用"C臂"做造影时,先摄兴趣区的无对比剂的原始图像(称mask图像),随后向血管内注入碘剂,在相同部位快速摄取系列造影后图像,然后按照时间顺序分别将含碘造影片与无碘剂的原始图像上对应的像素值单位相减,仅留下清晰的血管影像。整个过程由计算机完成,可实时动态地显影。

(二)DSA的临床应用

(1)应用直接数字成像技术使DSA空间分辨率和密度分辨率更高,可使密度差值为1%的影像显示出来。使用明显少于传统血管造影对比剂量的DSA即可显示直径为$200\mu m$和以下的细小血管。

(2)DSA是诊断心内解剖结构异常、冠状动脉和大血管病变的重要方法;也常用于诊断身体各部位血管性病变,如动脉瘤、动静脉血管畸形、动脉闭塞和狭窄以及急性血栓栓塞等疾病。目前,DSA仍然是诊断心血管疾病的金标准,也是血管内介入治疗不可缺少的影像手段。

(3)数字化的DSA有强大的图像后处理功能,它能做动态的心血管功能研究。例如,确定对比剂在血管内的流动情况,可定量测定器官的相对血液流量和灌注时间等参数;DSA还具有很多测量和计算功能,如对血管狭窄程度的评估。

(4)DSA还有在手术中帮助医师简化操作的功能,如利用DSA的路径技术,可使操作者在术中快速而准确地找到靶血管,并引导导管插入其内,大大缩短了手术时间,减少X线曝光量,还可避免盲目插管而造成血管的损伤。

(5)在DSA的导引下,可开展肿瘤的栓塞治疗、急性血栓栓塞的溶栓治疗;血管狭窄或闭塞的血管成形治疗;实体性病变的穿刺活检术,多种部位的积液及梗阻性病变的抽吸和引流术。

第二章 CT 检查技术

CT 是计算机体层成像的简称。目前,CT 可用于身体任何部位组织器官的检查,因其密度分辨率高,解剖结构显示清楚,对病变的定位和定性诊断较普通 X 线有明显提高,已成为临床常用的影像检查方法。CT 常用的检查技术有普通扫描(即平扫)、增强扫描,特殊扫描(如薄层扫描、重叠扫描、靶区扫描、高分辨率扫描、延迟扫描、动态扫描、造影 CT 等)以及 CT 容积扫描和三维重建等。

一、基本检查技术

(一)检查前准备

(1)扫描前详细询问病史,复习有关影像检查资料和化验结果,了解申请检查的部位和目的,以确定适宜的扫描方案,如需进行增强扫描要告知患者检查的风险并取得患者或家属签字同意。

(2)腹部检查前 4 小时应禁食,急诊除外。扫描前两天不服泻药,少食水果和蔬菜。扫描前一周不做胃肠钡剂造影,不服含金属的药物。(扫描前口服 2%～3%的含碘水溶液 800～1000ml)检查前 30 分钟口服 1000ml 饮用水,扫描前 10 分钟再次口服 300ml 饮用水,使胃肠道充盈。盆腔检查前需憋尿。

(3)胸腹部检查前应训练患者平静呼吸与屏气,喉部扫描时嘱患者不要做吞咽动作,眼眶扫描时嘱患者两眼球向前凝视,闭眼不动。

(4)儿童或不合作的患者可用镇静剂甚至麻醉药以制动,危重患者需采取监护,并准备急救措施。

(5)增强扫描的患者检查前应禁食 4 小时并口服苯海拉明、地塞米松等预防过敏药物,最好采用非离子型对比剂,如采用离子型对比剂必须做碘过敏试验。

(6)去除扫描范围内患者穿戴的金属物体,如发卡、耳环、假牙、金属拉链、皮带扣等。

(二)适应证

CT 可用于全身各系统器官的检查,但由于其空间分辨率和时间分辨率的限制,以及主要依靠密度差异和形态变化来显示病变,因此其对于细小病变和空腔器官的观察有一定的限度,主要适应证包括如下。

1.中枢神经系统　主要用于颅内肿瘤、脓肿与肉芽肿、寄生虫病、外伤性血肿与脑损伤、脑梗死与脑出血、先天性畸形、椎管内肿瘤与椎间盘突出等的诊断。

2.头面颈部　对眼眶和眼球良恶性肿瘤、眼肌病变、乳突及内耳病变、耳的先天发育异常、鼻窦和鼻腔的炎症及肿瘤、鼻咽部肿瘤、喉部肿瘤、甲状腺肿瘤及颈部肿块等有较大诊断价值。

3.胸部　可用于诊断气道、肺、纵隔、胸膜、胸壁、膈肌、心脏、心包和大血管疾病等。

4.腹盆部　主要用于肝、胆、胰、脾、腹膜腔及腹膜后间隙以及泌尿和生殖系统的疾病诊断,尤其是占位性、炎症性和外伤性病变等。

5.脊柱和骨关节　可用于脊柱退行性病变(如椎管狭窄、椎间盘病变),脊柱外伤和脊柱肿瘤等,骨与关节外伤、炎症及肿瘤的诊断,也可用于显示细微的骨质结构变化。

(三)禁忌证

CT 扫描相对禁忌证包括烦躁或精神障碍不能配合的患者,检查部位有剧烈不自主运动的患者以及不能卧躺的患者等。对造影剂过敏者禁忌做增强扫描。

1.绝对禁忌证　多系统功能衰竭的临床表现极不稳定的患者。

2.相对禁忌证

(1)碘过敏者。

(2)急性或慢性肾功能不全者。

(3)肝功能不正常或肝功能严重损害者。

(4)心力衰竭,严重心律失常者(尤以室性为甚)。

(5)严重的凝血功能紊乱者。

(6)不能稳定地平卧在检查床上的患者。

(7)刚刚做完口服钡剂检查的患者。

(8)孕妇。

(四)检查方法

CT 检查时患者摆好位置后先扫定位图以确定扫描范围,然后按设好的扫描程序开始扫描。根据不同的检查部位和检查目的采用不同的检查方法。扫描结束后,进行必要的图像后处理,调节窗宽和窗位,进行照片和存档。

1.普通扫描　是指不使用对比剂的单纯 CT 扫描,常规采用轴位即横断层面扫描,颅面还可做冠状层面扫描(现在多排螺旋 CT 可以通过对容积数据后处理获得冠矢状面等重建图像,就没有必要再单独进行冠状面扫描)。

2.增强扫描　一般通过静脉注射水溶性有机碘对比剂后进行扫描,目前最常用的是静脉快速推注的增强扫描。目的是增加组织与病变之间的密度差,有利于发现平扫未显示或显示不清楚的病变,也可以根据病变的强化特点,进一步准确为病变定性,还可以观察血管性病变。CT血管造影(CTA)是经周围静脉快速注入水溶性碘对比剂,在靶血管对比剂充盈的高峰期,用螺旋CT对其进行快速容积数据采集,由此获得的图像再经计算机后处理技术,重建成三维血管影像。CTA是一种创伤小的血管造影检查,可清楚显示较大动脉的主干和分支,清晰地显示动脉与肿瘤的关系,从不同角度观察血管狭窄、闭塞或动脉瘤等情况。

二、特殊扫描技术

为了更清楚地显示解剖结构或病变,除普通扫描外,对某些部位还需应用一些特殊扫描技术。

1.薄层扫描　指扫描层厚≤5mm的扫描,主要优点是减少部分容积效应,真实反映病灶及组织器官的内部结构,一般用于检查较小的病灶和较小的组织器官,如脑垂体、肾上腺、胰腺、眼眶、内耳等。进行三维重建等图像后处理时,也需进行薄层扫描以获得较好的图像质量。

2.重叠扫描　重叠扫描是指层间距小于层厚,使相邻扫描层面部分重叠的扫描。重叠扫描可以减少部分容积效应,图像更真实地反映病灶,提高小病灶的检出率。但重叠越多,接受X线照射量也增多。

3.高分辨率扫描　采用较薄的扫描层厚和高分辨率图像重建算法(或骨算法重建)获得良好的组织细微结构及高的图像空间分辨率。空间分辨率高、层厚薄,对显示小病灶及病灶的细微变化优于常规CT扫描,一般是在常规扫描的基础上对兴趣区进一步检查或用于小器官或小病变的检查,如肺部弥漫性与结节性病变、垂体微腺瘤、内耳和肾上腺等检查。

4.靶扫描　也称目标CT扫描、放大CT扫描,是仅对于感兴趣区进行局部扫描,常用小的FOV、薄层(1～5mm)以获得清晰的放大图像,可明显提高空间分辨率。常用于组织结构比较小的器官或病灶,如垂体、内耳、肾上腺和肺内小结节等。

5.造影CT　造影扫描与普通扫描的区别是在扫描前或扫描中需向体内引入造影剂。可使用阴性造影剂如空气等,阳性造影剂如碘剂等,来增加靶器官与周围对比。在某些情况下还可使用中性造影剂如水等,目的是使靶器官如胃肠道等空腔器官充分扩张,避免褶皱折叠造成诊断困难,同时又不至于遮盖由其他阴性或阳性造影剂造成的改变。造影 CT 可分为血管造影 CT 和非血管造影 CT 两种。血管造影 CT 是将血管造影和 CT 扫描两种技术相结合的一种检查方法,主要用于肝脏占位性病变的检查,对肝内小肿瘤的检出率高于常规 CT、动态 CT 和血管造影,目前被认为是检测小肝癌最敏感的方法;非血管造影 CT 主要包括脑池造影 CT、脊髓造影 CT 和胆系造影 CT 等。随着多排螺旋 CT 和磁共振技术的普及,这些方法多已不再采用。

6.动态扫描　即多期扫描,指静脉团注对比剂后,在较短时间内对某一部位进行快速连续扫描,可以获得动脉早期、动脉期、静脉期、静脉晚期及延迟期等不同时相的强化图像。

7.灌注扫描　指在对比剂首次通过受检组织的过程中对选定的区域进行快速连续扫描,然后利用灌注软件测量图像的 CT 值变化,采用灰阶或色彩在图像上表示,利用一定的数学模型计算组织的血容量(BV)、血流量(BF)、对比剂达峰时间(TTP)、对比剂平均通过时间(MIT)和组织通透性等参数,从而反映这一组织的血供和血流动力学变化情况。

8.心电门控成像　随着 CT 时间分辨率的提高,利用 ECG 门控技术采集心脏在某一相对静止时相的图像,从而解决了心脏运动与 CT 成像的矛盾,获得清晰的心脏和冠脉图像。

9.低剂量扫描　指在保证诊断要求的前提下,降低扫描参数,从而降低患者接受的剂量,主要用于肺癌患者的复查和高危人群的筛查。

10.双能量扫描　采用两种不同能量的 X 线对同一部位进行扫描,根据不同物质的能谱变化利用软件进行区分和诊断。

11.结肠 CT 扫描技术　针对临床结肠镜检查困难或失败的患者,在按结肠镜检查肠道准备后,于 CT 室由肛门插管注入二氧化碳或空气 $1000\sim3000$ml 后,行 CT 扫描,并利用相关计算机软件进行处理,可用于结肠肿瘤、息肉等病变的观察。

三、CT 三维重建技术

CT 三维重建技术是指在工作站上应用计算机软件将螺旋扫描所获得的容积数据进行后处理,重建出直观的立体图像。主要后处理重建有多层面重建、容积再现技术、表面遮盖显示、最大密度投影、CT 仿真内窥镜技术等。

1.多层面重建(MPR)　多层面重建是将扫描的容积数据,按照需要划线重新组合成冠状、矢状、斜位和曲面图像。MPR 图像仍然是二维图像,但它能从不同角度反映目标的解剖关系,而且保留了像素的 CT 值信息,可以进行密度测量。曲面的 MPR 图像可以了解复杂目标的解剖结构。其缺点是没有直接展示三维模型，因此不能直接进行三维测量。

2.容积再现技术(VRT) 是将容积数据按照 CT 值分别定义为不同的色彩、灰阶和透明度,采用三维显示扫描范围内的各种结构。人为改变体素的亮度和对比度,可以在不失真的情况下改变组织与周围的对比度,突出目标的形态。通过不同的颜色可以更好地区分不同组织器官。通过改变透明度可以更形象地显示不同组织和器官的三维关系。由于保留了全部原始的断层数据,使目标的三维现实层次更丰富,形态准确逼真。但是,也正是由于采用了全部数据,没有给特定目标确定表面界限,使得三维的距离、角度和容积的测量无法实现。

3.表面遮盖显示(SSD) 是将连续平面图像形成的三维模型,以不同 CT 值或 CT 值范围为界限形成多组界面,并以光照和投影的方式显示不同界面的关系。通过计算扫描范围内组织表面的所有相关像素的 CT 值,保留所选 CT 阈值范围内的像素影像,将超出阈值范围的像素做透明处理,从而形成阈值范围内的组织表面影像。表面遮盖法优势在于图像直观立体,目标的三维关系明确清晰,不易混淆。其缺点是在大量的原始数据中仅保留了简单的界面关系,而内部信息丢失,无法进行内部结构的进一步分析。同时由于器官的界面是由人为规定的 CT 值范围确定的,造成明显失真,不能反映形态复杂器官的实际情况,形态受主观影响较大,可重复性差。

4.最大密度投影(MIP) 是将扫描的容积数据按照 CT 值的大小进行投影,在投影方向上仅保留 CT 值最大的像素而忽略掉 CT 值较低的像素,这样形成的二维投影就是最大密度投影,多应用于血管成像。相应的如果投影仅保留最小 CT 值的像素,形成的就是最小密度投影(MinIP)。这种方法由于使用了计算机自动提取模型,目标简化,突出目标与周围的对比,使目标的三维关系显示清楚。这种方法的主要缺点是对于周围对比度不高的实体目标,很难捉取准确的影像。另外,由于这种方法一般仅使用灰度对比,对于微小病变有时会受周围物体遮盖而被忽略;而且这种方法在显示相对简单的三维关系时比较可靠,对于复杂的关系,由于相互遮盖,很难作出准确判断。

5.CT 仿真内窥镜(CTVE) 是利用计算机软件,将螺旋 CT 容积扫描获得的图像数据进行后处理,重建出空腔器官内表面的立体图像,类似纤维内窥镜所见。目前多用于观察气管、支气管、胃肠道、鼻腔、鼻窦、鼻咽、喉、膀胱和主动脉等。这种方法的优点是有利于了解目标的走行及内部有无狭窄或隆起、凹陷性病变。由于受到视野、视距、视角的影响,仿真内镜的影像经常出现畸变,因此很少用作精确的测量诊断。与纤维内镜相比,仿真内镜具有检查无痛苦、无需麻醉、可以观察阻塞部位以远的情况等优点,同时也有患者须承受辐射、无法进行活检、无法观察黏膜充血和出血等颜色改变等缺点。对于 1cm 以上病变,仿真内镜与纤维内镜的检出率相似。

6.透明显示技术　是一种三维透明显示生物体结构的计算机图像处理技术,对所选择的三维组织或物体内的所有像素进行投影,可以观察内部结构,类似于透明法图像,多应用于含气的脏器(如鼻咽部、气道、肺、胃肠道等)的三维 CT 成像,一般在应用时可与阈值技术合并应用。

第三章　超声成像概论

　　超声是指声波振动频率大于 20000Hz 的机械波,其频率超过人耳听觉范围的上限。超声成像是利用超声波的物理特性和人体的声学参数对人体内部结构进行成像的技术。超声诊断是通过超声声像图对人体生理和病理状态进行分析确定的医学学科,是医学影像学的重要组成部分。

一、超声的物理特性

(一)超声波的传播

　　振动在介质中以波的形式进行传播称为声波。声波产生需要两个条件:产生和发出声波振动的物体,即声源;声波传播的介质。超声成像中的探头晶片为声源,大部分人体组织细胞都是良好的超声介质。声波的传播形式分为纵波和横波两种,超声成像所获取的主要是纵波回声。超声频率高,波长短,在介质中呈直线传播,具有良好的方向性。

(二)声速、介质密度与声阻抗

　　声速(C)是声波在介质中每秒传播的距离,其单位为米/秒(m/s)或厘米/秒(cm/s)。超声的声速与介质的密度(ρ)关系密切,人体组织的介质密度是影响声速的主要因素。声速随密度增大而增快。人体软组织如肝、肾、肌肉、脂肪及血液等的声速平均为 1540m/s。声阻抗(Z)是介质密度与声速的乘积。超声成像时回声水平的强度,是由构成界面的各种组织之间声阻抗值差异的大小所决定的。两介质声阻抗值相差越大,界面处反射越多,回声越强,反之亦然。由于气体与软组织声阻抗差最大,会产生全反射,超声无法通过。因此,不能应用超声成像技术对肺和胃肠等含有气体的脏器进行常规检查。

(三)反射、透射、折射与散射

　　超声在介质中传播至声阻抗不同的两种介质的界面上时会发生反射、透射、折射和散射。当声波遇到远大于波长的界面时会产生反射和折射,反射所产生的回声是形成人体组织界面轮廓的基础;当声波遇到界面远小于波长的微小粒子时会发生散射。人体内的散射源主要包括血液中的红细胞和脏器内的微细结构,散射是产生人体正常组织结构及病变内部回声的重要基础。超声检查就是利用超声波在人体内正常组织及异常病变中产生的反射和散射等变化,从而获得不同强度的回声,经过接收、放大和信息处理等过程,在超声仪器的显示屏上以超声图像进行显示,即形成超声声像图。通过分析声像图可获得人体组织的生理与病理信息,从而进行超声诊断。

(四)声衰减与吸收

声衰减是指超声在介质传播过程中,随着传播距离增大,声能逐渐减弱的现象。造成声衰减的原因主要是介质的黏滞性、导热性和弛豫性,使声能吸收损耗、声束在远场因扩散而造成的能量分散及能量在声阻抗不同的介质界面上被散射等。人体组织声衰减程度从大到小依次为:骨＞肌腱＞肝、肾＞血液＞尿液、胆汁。

(五)多普勒效应

当声源与介质界面发生相对运动时,介质接收到的频率与声源的固有发射频率之间会产生一定差异,即当界面朝向探头运动时,频率会增高,当界面背离探头运动,频率会减低,这种现象称为多普勒效应。接收频率和发射频率之间的差异,称为频移。人体内的心脏瓣膜、心壁等的运动和血液的流动等,均可产生多普勒效应。利用多普勒效应可以检测血流的速度和方向,判断血流性质。影响多普勒效应的主要因素是超声束与物体运动方向的夹角(θ),θ须经过校正才能测到较为准确的血流速度。如在心血管检查中θ角度应＜20°,而外周血管检查中θ角度应＜60°。多普勒频移公式为:

$$多普勒频移(fd) = \pm \frac{2V\cos\theta}{C} f_0$$

公式中V:血流速度;f_0:发射频率;C:声速;θ:声速与物体运动方向的夹角。

二、超声诊断的检查方法

(一)A型诊断法

A型诊断法属于幅度调制显示法,其以波幅高低来表示界面反射信号的强度,声像图的纵坐标显示回波的幅度和波形,横坐标显示深度。以反射波的高低对波进行命名,包括饱和波、高波、中波、低波、微波等,如果无反射则表现为液平段。根据组织界面回波距离,对组织或脏器的大小或厚度进行测量;根据回波的特点对其物理特性进行判定。A型诊断法目前临床已较少使用,现仅应用于对眼轴、脑中线的探测和测量。

(二)B型诊断法

B型诊断法即辉度调制显示法,又称二维切面诊断法。其以辉度明暗表示界面回声反射信号的强度,回声强则亮,回声弱则暗。超声显示屏上的图像由像素点构成,像素点的亮度代表回声强度(单位为分贝,dB)。从最黑色到最白色的像素变化,称为灰度。灰度从黑到白分为若干等级,称为灰阶。因此,B型超声又称为灰阶超声。B型诊断法可获得实时的二维切面图像,反映的是人体内某一断面上的信息,可清晰观察脏器及病变的形态、解剖位置、动态变化、毗邻关系,是目前在临床上应用最广泛的超声诊断法。同时,其他超声诊断法(M型诊断法、D型诊断法)均需同B型诊断法相结合才能得到更好的超声图像。B型超声图像可显示不同强度的回声,根据图像中回声强度的不同,将人体组织(包括病变)的超声回声强度分为5级,由弱至强依次为:

1.无回声　所有的液性物质(如血液、胆汁、胸腹水、尿液等),超声通过时不产生界面反射。无回声型在声像图上表现为最暗。

2.低回声　灰度较暗,可见于正常组织,如正常的肾皮质、皮下脂肪组织、淋巴结的皮质等,也可见于病变,如低回声型的肝癌等。

3.中等回声　图像灰度强度中等,如正常肝、脾、甲状腺等实质脏器。

4.高回声　灰度较明亮,可见于正常组织,如心瓣膜、血管壁、肾窦等,也可见于病变,如高回声型的肝血管瘤等。

5.强回声　灰度非常明亮,超声波遇到这类结构时几乎全部反射,后方伴声影,如骨骼、结石、钙化及胃肠气体等。

正常人体组织回声强度按由强到弱排列如下:肾窦＞胰腺＞肝、脾实质＞肾皮质＞肾髓质＞血液＞胆汁和尿液。在病理组织中,结石、钙化的回声最强,为强回声。

(三)M型诊断法

M型诊断法亦属于回声辉度调制显示法,是在单声束B型扫描中取样获得活动界面回声,然后以慢扫描方法将活动界面展开,使反射光点在显示屏上自左向右移动显示,得到的是距离-时间曲线。在图像上以亮度表示回声的强弱,反映的是脏器在一维空间中的动态信息。此法主要用于心脏超声诊断,又称为M型超声心动图。M型超声心动图常以胸骨左缘左室长轴为标准切面进行取样,包括心尖波群、心室波群、二尖瓣波群及心底波群等。M型超声心动图曲线显示的是心脏各层结构的相对距离随时间的变化。

M型超声心动图的特点是:①连续显示多个心动周期改变,可清楚观察心脏收缩期和舒张期瓣膜和心壁的活动幅度,并进行准确测量;②通过测量收缩末期与舒张末期左室前后径获得心脏收缩功能参数;③可与心电图、心音图、心内压力曲线同步显示,进行综合分析。

(四)D型诊断法

D型诊断法即多普勒超声诊断法,包括频谱多普勒超声和彩色多普勒血流显像。其成像基础是多普勒效应,只适用于检查运动结构。

1.频谱多普勒超声　根据多普勒效应原理,将超声声束在传播途径中各个活动界面产生的频移进行提取,获得的图像以频谱形式显示,纵坐标代表频移,以速度表示,横坐标代表时间。基线上、下方的频移信号分别代表着朝向探头和背离探头。根据具体的成像原理不同,频谱多普勒超声又分为脉冲波多普勒(PW)和连续波多普勒(CW)。脉冲波多普勒用一定宽度的调制脉冲获得取样容积内运动物体的多普勒信号,具有很高的距离分辨力,可清晰地显示扫描线上某一部位、深度的血流方向、速度、性质。脉冲波多普勒技术的主要缺点是所测速度的大小受到脉冲重复频率(指每秒钟超声脉冲发射的次数)的限制。连续波多普勒分别连续发射和接收脉冲波,无时间延迟,因而不受脉冲重复频率的限制,能够检测高速($>7\text{m/s}$)血流,具有良好的速度分辨力。其缺点是将声束轴上所有的信号全部叠加到一起,因此不能定点显示血流状态。

2.彩色多普勒血流显像　彩色多普勒血流显像(CDFI)技术利用多普勒效应原理,采用自相关技术,在二维超声切面上提取所有频移回声,以彩色方式显示,并重叠于同一幅二维图像的相应区域内。彩色多普勒血流显像由红、蓝、绿三基色实时显示血流多普勒频移回声。通常朝向探头运动的血流用红色显示,背离探头运动的血流用蓝色显示。纯红、纯蓝色代表层流。血流速度越快,色彩越鲜亮,流速越慢,色彩越暗淡。发生湍流时,血流方向、速度、离散度不一致,出现红、黄、蓝、绿、青五彩镶嵌血流图像。彩色多普勒血流显像实现解剖结构与血流状态两种图像的互相叠合,是B型超声与血流彩色的完美结合,可以直观显示出血流运动的状态,被誉为"无创的心血管造影术",是超声技术革命性的进步。频谱多普勒超声和彩色多普勒血流显像相互结合,多用于检测心脏及血管内血流流速、方向、性质,对心脏分流、瓣膜口狭窄、反流性疾病及血管狭窄的诊断具有重要的临床价值。

三、超声仪器和检查途径

超声仪器主要由换能器(探头)和主机两部分构成。由主机提供交变电讯号作用于换能器,换能器中压电晶体发生振动从而产生超声。超声在体内传播产生反射波,再返回换能器,由换能器进行声能—电能转换,由主机接收、放大,最后以声像图形式显示于超声仪器显示屏上。

超声探头主要分为凸阵探头、线阵探头和相控阵探头等种类。凸阵探头频率较低(2~5MHz),主要用于腹部和妇产科检查;线阵探头频率较高(5~15MHz),多用于浅表器官和外周血管检查;相控阵探头主要用于心脏检查。根据探头频率,还可进一步分为单频探头、变频探头、宽频探头和高频探头。

目前在临床上使用的超声仪器主要有两种:①B型超声诊断仪,俗称黑白超声,用于二维灰阶扫查,可具备M型和频谱多普勒超声的功能,但是不具有彩色多普勒显像功能。这类机器随着彩色多普勒超声诊断仪的不断普及,临床使用逐渐减少。②彩色多普勒超声诊断仪,俗称彩超,除了B型超声诊断仪的常规功能外,可进行彩色多普勒超声显像检查。彩色多普勒超声诊断仪除了常规的超声检查功能外,还可配备一些超声新技术检查方法软件,如三维超声、超声弹性成像、超声造影等,目前已成为临床上主要应用的超声仪器。

超声检查的途径方式一般有以下几种:

1.体表超声检查　如经胸壁、腹壁等,是最常用的超声诊断方法。该扫查方法直接将探头置于体表,同时,为了使探头与皮肤间耦合好,要使用特定的导声剂(常称为耦合剂),其目的是消除探头与皮肤间的气体,以利于超声波进入人体。

2.腔内超声检查　如经食管、阴道、直肠等。该扫查方法探头与扫查器官或者病变距离很近,同时使用高频率探头,能够获得较为清晰的图像。

3.术中超声检查　手术中将超声探头置于脏器表面直接扫查,如心、肝、胰腺等。该扫查方法的准确性高于经体表超声,尤其是对于常规经体表超声显示不清楚或者无法显示的较小病灶。

四、超声检查的安全性

超声对于生物组织的物理作用可分为热效应、机械效应和空化效应三类,当超声达到一定强度时,可引起生物体功能、结构或状态变化,会产生损伤。超声对生物组织的损伤类型、部位和范围由多种因素决定,如超声照射的声强、时间、频率和方式等。当超声强度小于$100mW/cm^2$或聚焦的超声强度小于$1W/cm^2$时,对活体组织器官不会产生明显的生物效应,而诊断用的超声仪器频率高、功率小,一般声强在$15mW/cm^2$左右,故常规超声检查对生物体一般没有不良反应。因此,与其他影像学成像技术比较,超声检查具有较高的安全性。但是对于早期胚胎及眼球等敏感组织,在进行超声检查时应该用尽量小的声强、尽量短的时间完成检查。

五、超声检查的诊断价值

（一）定位诊断价值

一般来讲，超声对于各个脏器进行检查，通过扫查部位的解剖位置、方向及声像图表现，能够准确地对病变进行定位，并可显示其在该脏器内的位置，以及病变与周围组织的毗邻关系。如肝肿瘤，不仅可以将肿瘤定位于肝，还可以具体显示其位于肝的叶段，是否侵及肝门、压迫胆管等。但是如果肿瘤较大，占据的范围较广，定位诊断也存在困难。如左上腹的巨大肿瘤，其来源可能有多种，如脾、胰腺尾部、胃及后腹膜等，将其准确定位于一种脏器往往存在困难。此外，超声还可以定位引导穿刺，如各种积液、脓肿、需要进行活检明确性质的实质性肿物。有时肿物较小，但是常规超声显示困难时，也需要超声进行术前及术中定位。

（二）定量诊断价值

超声检查通过切面显像及相应的测量手段，可以对脏器和病变进行准确测量，为临床提供定量诊断，为临床的疾病诊断提供更加客观的依据。

主要体现在以下几个方面：①评估脏器的大小，判断脏器是否肿大或者萎缩等。②判断病灶的数量、大小及变化，包括肿瘤性及炎症等病灶。③脏器位置的判断，如肾下垂等。④测定容量的大小及变化，如膀胱容量及膀胱残余尿的测定，胆囊收缩功能的测定等。⑤血流动力学状态的检测，多普勒超声技术对心脏、血管内血流的方向、速度、血流性质和状态进行观察，定量测定血流动力学参数，有助于疾病的准确诊断。⑥胎儿生长发育的评估，通过超声测量多项指标客观地反映胎儿生长发育情况。

（三）定性诊断价值

超声在液性病变，以及含有液性的病变中可以直接给出明确的定性诊断，如游离积液，包括心包积液、胸腔积液、腹腔积液等；各类囊肿性疾病，包括单纯的肝囊肿、肾囊肿、卵巢囊肿等；肝内外胆管扩张、肾盂积水、输尿管积水等；胆囊结石、胆管结石、膀胱结石等。但是如果囊肿合并感染或者非单纯囊肿、脓肿、血肿等，其诊断也要密切结合临床。

在脏器的弥漫性病变中，如在各类肝炎，早期肝硬化，弥漫性肝癌，各类肾炎、肾病等的诊断上，超声表现常常缺乏特征性改变，虽然可以显示脏器形态学的变化及内部实质回声的异常改变，但是一般难以提示病理性质的定性诊断。

超声诊断的一个重要内容就是对肿瘤病变的诊断，其定位诊断分为物理性质诊断和病理性质诊断。物理性质诊断即把局灶性病变分为囊性、实质性和混合性三种。根据病变的不同回声类型一般较易进行诊断,除了无回声为囊性外,其余回声型均为实质性。其中混合回声为实质性回声和囊性无回声兼有,且混合分布的比例不同,有的以实质性为主,有的以囊性为主,有的囊性、实质性各占一半。超声在发现肿瘤上是较敏感的,各种良恶性肿瘤具有一定的超声声像图特征,尤其是当病变具备典型的超声表现时,对于提示病变的病理诊断就更有帮助。例如,具有典型超声声像图改变的原发性、继发性肝癌,肝血管瘤等。但是超声诊断是一种影像学诊断,而不等于病理诊断,也不能代替病理诊断,尤其对于不具备典型的声像图表现的病灶,超声诊断直接提示病理诊断往往存在困难,此时超声往往提示物理性诊断,或仅提示病理诊断的可能性。

　　超声检查无创、操作简便、无电离辐射、易进行重复性检查、价格相对低,目前已经广泛应用于临床,成为许多疾病首选的影像学诊断方法。但是,超声诊断也有其局限性。超声不能用于含气的脏器,如肺的检查,也不能对骨骼等特别致密的组织进行检查。超声图像质量会受到超声伪像的影响,与受检者的条件也有较大的关系,比如肥胖、腹腔胀气重都会造成某个脏器图像不清楚,甚至扫查失败。超声结果在较大程度上依赖于操作者的手法、经验等。因此,超声诊断在密切结合临床的基础上,一定要结合其他影像学检查,才能提高诊断率。

六、超声检查新技术

(一)彩色多普勒能量成像

　　彩色多普勒能量成像(CDE)简称能量多普勒。能量多普勒彩色信号的色彩和亮度反映的是多普勒能量的大小,与红细胞的数量正相关。能量多普勒提高了血流显示的敏感度,与彩色多普勒血流显像不同,其不受声束与血流方向夹角的影响,对于微小血管和迂回血管的检查,尤其是低速血流的显示更具价值。但其缺点是不能够判定血流方向,更易发生闪烁伪像。

(二)三维超声

　　三维超声图像可以由计算机在获得大量的二维图像基础上,通过重组获得三维立体图像。也可利用容积探头进行实时三维成像。超声图像从二维到三维,可以对人体的立体结构进行显示,对解剖结构和病变的定位更加准确,可获得更丰富的诊断信息。超声三维成像在心脏、腹部、眼部等部位及妇产科等领域均有重要的应用价值。

(三)实时超声弹性成像

　　实时超声弹性成像(RTE)是近些年来基于常规超声显像技术而发展起来的新

兴超声显像技术。该技术利用体内组织应变分布和弹性模量形成图像来分析组织的硬度,开辟了超声诊断的新角度。RTE 的基本原则是利用施加在组织上的压力引起其变化,从而分析不同组织弹性的不同。其中压迫式弹性成像技术是最常见的技术,在弹性图像中最软的组织以红色显示,中间者为绿色,最硬者呈蓝色,已经常规应用于乳腺、甲状腺、前列腺等疾病的诊断中。其他一些新的 RTE 技术,如声辐射力脉冲弹性成像、剪切波超声弹性成像技术等也逐渐应用于临床诊断。

(四)超声造影

超声造影(UC)是通过外周静脉或心导管向心血管内注入造影剂,能够产生强烈回声对比效果,从而清晰地显示组织结构、血流状态及病变的技术。该技术被认为是超声发展史上的一次重大革命。超声造影技术主要应用于心、肝疾病的诊断。心脏超声造影技术又称为心脏声学造影,可观察心脏解剖结构及内部分流、心内膜边界、心功能和心肌灌注状态等。主要包括右心声学造影、左心声学造影及心肌声学造影。肝超声造影技术对肝占位病变如肝癌、肝转移癌、肝血管瘤的诊断与鉴别诊断,以及肝肿瘤介入后疗效的评价均具有重要价值。随着更新的、直径更小的超声造影剂(如纳米级超声造影剂)的问世,超声造影技术将在更多的领域发挥重要作用。不仅用于常规诊断,超声造影剂在基因转染、靶向治疗及分子影像等方面的应用也取得了令人瞩目的进展。

(五)组织多普勒成像

组织多普勒成像(TDI)利用滤波器滤去了高频率的血流信号,专门显示组织(如心肌)的运动信号,以速度、加速度、分散度或者能量作为参数,经彩色编码得到二维图像,可以非常直观地显示心壁的运动信息,对心壁异常运动进行评价。

第四章　磁共振成像

第一节　MRI 发展历史回顾

物理学上"核感应"现象，后被称为"核磁共振（NMR）"，最先由 Bloch 和 Purcell 等在 1946 年提出。一经发现，核磁共振（NMR）便被广泛应用于物质构成的分子水平研究。在应用于医学时，为避免人们与核辐射的"核"字误会，"核磁共振"的"核"被隐去，只称"磁共振"。

1971 年，Damadian 发现离体动物肿瘤具有增高 MR 信号的特点，这成为了 MR 医学应用的开端。应用 MR 进行成像需解决的关键问题在于如何实现空间定位，Lauterbuer 在 1973 年发表的《线性可变磁场的方法》解决了这个问题。1977 年，第一幅人类活体磁共振影像问世了。1980 年，人们已经可以对人体进行多平面成像。磁共振技术不断发展，就连最初作为 MR 成像禁忌部位的肺，现在也可通过应用超极化气体实现肺通气成像。磁共振扩散、灌注、血流及波谱成像，作为在医学应用上发展的 MR 技术，为临床工作提供了不可或缺的信息。

第二节　MRI 基本设备

磁共振成像系统包含四大主件：第一主件是能产生强而适合应用于人体的磁场（主磁场、外磁场、静磁场 B_0），主磁铁用于诱导（被检查患者体内的）质子磁矩极化。第二主件是射频（RF）系统，用于产生 Larmor 频率（亦称进动频率），ω_0 的射频，可以使质子产生变化磁场（B_1），该磁场产生的弱核磁信号可被探测进而处理成像。第三主件是梯度磁场，附加在主磁场上用来产生并控制磁场中的梯度，以实现核磁信号的空间编码。第二、第三主件通常集中放置在主磁体孔内。第四主件则是由多计算机组成的系统，用来提供使用界面，检测射频及梯度磁场的数字信号，进行数字运算（傅里叶转换、过滤等），利用数字信号重建图像。

第三节　MRI成像基本原理

（1）MRI研究的对象是质子。我们知道，原子包括一个核与一个壳，壳由电子组成，核内有带正电荷的质子，质子像地球一样不停地围绕一个轴做自旋运动，产生磁场，称为核磁。正常情况下，人体内质子产生的磁场方向杂乱无章。

（2）将患者置于磁体通道后，体内质子的磁场方向发生定向排列，稍过半数的质子的磁场方向顺着主磁场方向排列，稍不足半数的质子的磁场方向逆着主磁场方向排列，最终形成净的纵向磁化矢量。

（3）发射特定频率的射频脉冲，导致部分质子的磁场方向发生变化，形成净的横向磁化矢量。

（4）关闭射频脉冲后，被激发的氢原子核把所吸收的能逐步释放出来，其相位和能级都恢复到激发前的状态，这一恢复过程称为弛豫。犹如拉紧的弹簧在外力撤除后会迅速恢复到原来的平衡状态。弛豫的过程即为释放能量和产生MRI信号的过程。

弛豫包括两个同时发生而又相互独立的过程：纵向弛豫和横向弛豫。

纵向弛豫：关闭射频脉冲后，在主磁场的作用下，质子释放能量，从高能状态恢复到低能状态，纵向磁化矢量逐渐增大并恢复到激发前的状态即平衡状态，这一过程称为纵向弛豫。纵向磁化由零恢复到原来数值的63%时所需的时间称为纵向弛豫时间，简称 T_1（图4-3-1）。

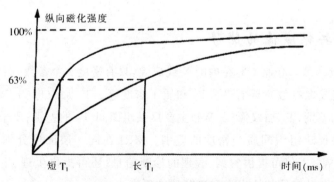

图4-3-1　纵向弛豫时间

横向弛豫：关闭射频脉冲后，质子不再处于同步、同相位状态，指向同一方向的质子散开，导致横向磁化矢量从最大衰减到零，此过程称为横向弛豫。横向磁化由最大衰减到原来值的37%所需的时间称为横向弛豫时间，简称 T_2（图4-3-2）。

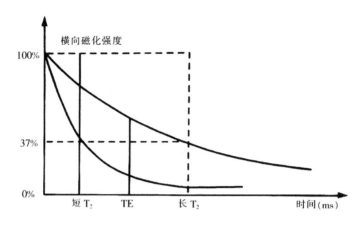

图 4-3-2 横向弛豫时间

T_1 和 T_2 反映的是物质的特征,而不是绝对值,常用 T_1 值来描述组织纵向弛豫的快慢。不同组织弛豫速度存在差别,导致 T_1 值不同;各种组织的不同 T_1 值是 MRI 能够区分不同组织的基础。影响 T_1 的主要因素是组织成分、结构和磁环境,并与外磁场场强有关。常用 T_2 值来描述组织横向弛豫的快慢,正因为不同组织有着不同的弛豫速度,导致各种组织 T_2 值不同,并可区分正常组织和病变组织。影响 T_2 的主要因素是外磁场和组织内磁场的均匀性。

(5)通过计算机 A/D(模/数)转换器→D/A(数,模)转换器→图像。

第四节 MRI 成像的优势与限度

一、磁共振成像的优势

1.多参数成像 包括 CT 在内的 X 线成像,只有密度 1 个参数,而 MRI 则是多参数成像,其成像参数主要有 T_1、T_2 和质子密度等。T_1 加权像(T_1WI)主要反映组织间 T_1 的差别;T_2 加权像(T_2WI)主要反映组织间 T_2 的差别;质子密度加权像(PDWI)主要反映组织间质子密度的差别。MRI 在同一层面可分别获得 T_1WI、T_2WI 和 PDWI,不仅可提供解剖、病理的诊断信息,还可提供生理、生化的诊断信息,有助于提高对病灶的检出率和诊断的准确率。

MRI 图像呈黑白对比分明的清晰影像,高信号呈白色影像,中等信号呈灰色,低信号呈黑色。在 T_1WI 脂肪组织信号高为短 T_1,呈白色影像;脑与肌肉信号中等为等 T_1,呈灰色;脑脊液信号低为长 T_1,呈黑色;骨与空气信号弱也为长 T_1,呈黑色。在 T_2WI 因组织成分不同而表现各异,如脑脊液信号高为长 T_1,呈白色影像。病理组织因其所含成分不同,在 MRI 图像上亦呈高低不等信号。

2.多方位成像 MRI 不需要后处理重组技术即可获得人体横断面、冠状面、矢状面及任意方位的断面图像,为其较突出的优势之一,有利于解剖结构和病变的显示及空间立体定位。

3.流空现象 血管内快速流动的血液,在磁共振成像过程中虽受到射频脉冲激励,但在采集磁共振信号时已经流出成像层面,因此接收不到该部分的血液信号,呈无信号的黑色影像,称为流空现象。在不使用对比剂的情况下,可观察心脏和血管腔内结构、测定血流流速和分布及进行心脏电影等。但需注意的是,流动血液并不总是表现为无信号,其信号因流动方向、流动速度、层流及湍流等因素影响而表现不同,有时可为明显的高信号表现。MRI 因具有流空现象,使其在心脏和大血管成像方面具有独特的优势,其显示效果常可与 DSA 媲美。

4.软组织分辨力高 与 CT 相比,MRI 具有更高的软组织分辨力,能清晰显示其他影像检查难以显示的肌腱、韧带、筋膜、关节软骨等结构,大大拓展了影像检查的范围。

5.质子弛豫增强效应与对比增强 部分顺磁性物质可缩短周围质子弛豫时间,此效应称为质子弛豫增强效应。此效应是 MRI 进行对比剂增强检查的基础。如钆作对比剂行增强扫描效果好,副反应少。

6.无骨伪影干扰 自旋回波序列扫描时,骨皮质和钙不发射信号,避免造成某些部位如小脑、脑干和椎管内组织检查的误诊和漏诊。

7.对人体安全,无任何电离辐射 增强扫描所用的钆对比剂较 CT 所用的含碘对比剂的安全性大大提高,同时检查前不需要对患者进行特殊的准备。因此,MRI 是一种安全、无创性的检查方法。

二、磁共振成像的限度

1.禁忌证较多

(1)装有心脏起搏器、药物泵、电子耳蜗和神经刺激器的患者:因电子仪器受到磁场和射频的干扰可能会出现运行障碍。

(2)铁磁性金属夹用于动脉瘤夹闭术后的患者:由于磁场可能引起夹子移位导致大出血。

(3)心脏安装人工金属瓣膜的患者。

(4)体内有铁磁性金属(假牙、假肢、人工关节、避孕环、枪炮弹片、眼球内金属异物)置入者,均可干扰成像产生伪影,发生置入物移动和产热。

(5)妊娠 3 个月以内的孕妇。

(6)病情特别危重的监护患者:因监护和急救设备不能进入 MRI 室。

随着 MRI 设备和技术的更新及软件的不断升级、医疗新材料(如钛合金)的出现,使 MRI 的应用范围大大拓宽,以往的部分禁忌证已不复存在。

2.听觉噪声   可引起受检者不适,对听觉具有潜在的暂时性听力丧失。特别是高场强的机械振动噪声有"不堪入耳"之感,检查时需佩戴耳机以减轻噪声、保护听力。

3.幽闭恐惧症   是一种在封闭空间内感到明显而持久的过度恐惧的状态。发生率为 3%～10%,甚至不能完成 MRI 检查。可通过宣教、有人陪伴及播放音乐等来降低其发生率。

4.扫描速度较慢   不适合急症、不合作患者的检查,对运动器官的检查也有一定限度。但新型 MRI 设备在此方面已有明显改善。

5.易产生伪影   伪影是指扫描物体中并不存在而出现在 MRI 扫描图像上的各种假性阴影。要正确认识和分析不同伪影及其产生的原因,以免造成误诊或漏诊。

(1)设备相关伪影:因 MRI 设备结构比 CT 更加复杂,故更易产生伪影。

①截断伪影:又称为环状伪影,两个对比度高的组织界面处(如颅骨与脑实质、脂肪与肌肉)出现多个同心低信号强度弧形线(图 4-4-1)。可采用较大的采集矩阵或降低 FOV 来消除。

②化学位移伪影:在含水组织和脂肪组织界面处(如视神经、肾脏和膀胱、椎间盘和椎骨)出现黑色和白色条状或月牙状影。多在器官的一侧出现明显高信号带,另一侧则出现低信号带。可通过增加体素尺寸和采用脂肪抑制技术来消除伪影。

③折叠伪影:表现为图像折叠,因成像视野 FOV 以外的解剖结构翻转过来,与 FOV 内的结构重叠在一起(图 4-4-2)。可通过选用表面线圈、增加 FOV 和预饱和技术来消除伪影。

④黑边界伪影:是一种勾画出组织区域的轮廓线。在梯度回波序列反相位图像上最常见于腹部脏器周围、肌肉间隙等部位。它一方面可以清楚区分两种相邻的组织结构有利于诊断,另一方面因黑边界轮廓线可掩盖相应的组织结构不利于诊断。

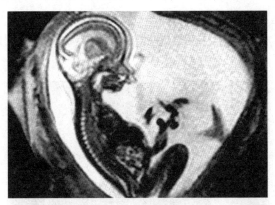

图 4-4-1　截断伪影

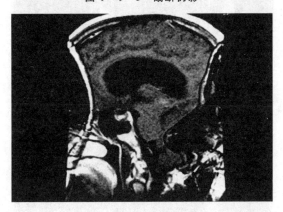

图 4-4-2　折叠伪影

矢状面 T_1WI 示枕部折叠于图像前部,而面部则折叠于图像后部。

⑤中心线状伪影:既可是图像中心线上的一条射频线,又可是锯齿状黑白交换强度线。前者因射频泄露而产生,可通过将射频激发相位转换 180°并重复采集来消除,后者与激励回波有关,可通过合理选择扰动梯度场来消除。

⑥数据伪影:多因硬件故障数据出错而产生,单个或多个数据点出错分别出现条纹状和"人"字形伪影(图 4-4-3)。最常见的数据出错的原因为在北方干燥的冬季受检者着装易产生静电,可通过增加扫描室的湿度来解决。

⑦拉链伪影:其产生原因是自由感应衰减还没有完全衰减之前,180°脉冲的侧峰与它产生重叠,或者邻近层面不精确的射频脉冲造成一个未经相位编码就激励的回波。沿频率编码轴(0 相位)交替的亮点与黑点组成中心条带(或噪声带)。根据产生原因的不同可分为射频噪声拉链伪影(图 4-4-4)和 Zoom 线圈拉链伪影。前者起因于不需要的外界无线电频率的噪声,可通过关紧扫描间的门,去除监护装

置来解决。后者是由于前置饱和脉冲激发了 Zoom 线圈以外的组织,被卷褶进了扫描区,可通过在 Zoom 线圈模式时根据扫描范围选择相应的线圈及采用 whole模式解决。

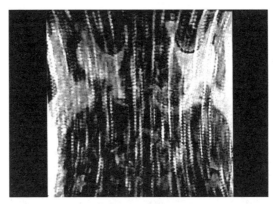

图 4-4-3　数据伪影

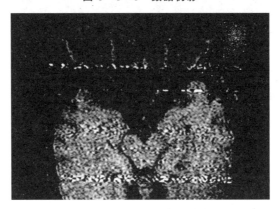

图 4-4-4　射频噪声拉链伪影

(2)运动伪影:在进行胸、腹部 MRI 扫描时,心跳、呼吸、肠蠕动及吞咽等均可形成运动伪影。

(3)金属伪影:体内铁磁性金属(假牙、假肢、人工关节、避孕环等)置入物均可干扰磁场和射频形成伪影,表现为金属周围较大范围的无信号区,其边缘见高信号环带,邻近组织常明显失真变形。

(4)磁敏感性伪影:将任何一个物质放入磁场后,这个物质都会部分磁化。但不同的物质磁化程度不同,即不同物质具有不同的磁敏感性。在不同磁敏感性组织的交界面(如空气和软组织、骨骼和软组织、液体和软组织)出现磁共振信号较低或缺失的情况,即所谓的磁敏感性伪影。伪影常出现在垂体、鼻窦、颅骨、鞍区、肺、胃肠道、骨骼等部位。选择合适的脉冲序列和参数有助于减少和消除这方面伪影。

（5）鬼影：回波中心偏移、持续相位编码偏移，或同波幅度不稳定，往往可由于系统不稳定或患者运动所致，可通过患者制动及请工程师检修来解决。

（6）部分容积伪影：由于体素体积过大，导致像素内信号平均，使一个体素内混合多种组织对比，分辨率降低，可通过降低层厚、增加矩阵来解决。

由于新型磁共振设备和医疗材料的广泛应用，使磁共振伪影已经大大减少。

6.对钙化显示不敏感 因钙化灶在 T_1WI 和 T_2WI 均表现为低信号，特征性不强，尤其对于斑点状钙化更不易显示，这给含有特征性钙化表现的病灶诊断带来难度。

第五节 正常组织和病变组织的磁共振信号表现

一、正常组织的磁共振信号表现

1.水 水含氢质子密度极高，MRI对组织含水量的轻微变化非常敏感。脑脊液、胆汁、胃肠液及尿液等水样成分 T_1WI 呈低信号，T_2WI 呈高信号。人体组织中的水分为自由水和结合水。自由水是指分子游离的水，其 T_1 值很长；结合水是指分子与其他组织分子相结合的水，其 T_1 值缩短。当组织中自由水的成分增加，如脑水肿 T_1WI 信号强度降低；当结合水的成分增加，如含黏液成分的囊肿、脓肿中黏稠的脓液等 T_1WI 信号强度增加，甚至可为高信号。脓肿或部分肿瘤囊变中，除自由水外还有结合水，所以在 T_1WI 其信号强度不同程度地高于主要由自由水构成的脑脊液。梗阻性脑积水时，脑脊液渗漏进脑室周围的脑白质后变为结合水，T_1WI 其信号强度明显高于脑脊液，T_2WI 又低于脑脊液信号。

2.骨骼组织

（1）骨：

①因骨皮质内所含质子密度很低，故在 MRI 所有序列中骨皮质均呈低信号，即长 T_1、短 T_2 信号（图 4-5-1）。

②成人黄骨髓因含较多的脂肪组织，其信号与脂肪相似，T_1WI 和 T_2WI 均呈高信号（黄骨髓含脂肪和水分别约为40%和10%，红骨髓含脂肪和水均约为4%）。

③新生儿红骨髓 T_1WI 信号强度等于或低于肌肉，儿童和成人的红骨髓高于肌肉低于脂肪（5岁以后，长骨骨干内的红骨髓被脂肪组织代替，呈黄色称黄骨髓，失去造血功能，但在慢性失血过多或重度贫血时，黄骨髓可转化为红骨髓，恢复造

血功能）。T_2WI 红骨髓信号强度增高，类似皮下脂肪表现。

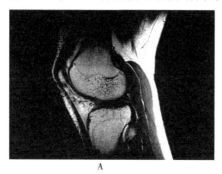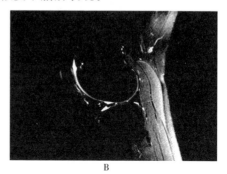

图 4-5-1　正常成人膝关节 MRI

A.B.骨皮质 T_1WI 和 T_2WI 均呈极低信号，成人骨髓腔内主要是黄骨髓，因此 T_1WI 呈高信号，T_2WI 抑脂序列呈低信号。

（2）关节：

①关节软骨：透明软骨如膝关节在 T_1WI 和 T_2WI 呈等或稍高信号，信号均匀，表面光滑；纤维软骨在 T_1WI 和 T_2WI 呈低信号。

②关节软骨下的骨性关节面：T_1WI 和 T_2WI 均呈一薄层清晰锐利的低信号。

③骨性关节面下的骨髓腔：T_1WI 和 T_2WI 均呈高信号。

④关节内肌腱、韧带和关节囊的纤维层：T_1WI 和 T_2WI 均呈低信号。

⑤正常关节腔内少量滑液：T_1WI 呈薄层低信号，T_2WI 呈高信号。

（3）脊柱：

①椎间盘：T_1WI 无法辨别髓核和内、外纤维环，均呈低信号；T_2WI 髓核和内纤维环呈高信号，外纤维环呈低信号。随年龄增长，椎间盘因变性和脱水呈低信号。

②椎体：骨皮质 T_1WI 和 T_2WI 均呈低信号，骨髓 T_1WI 呈高信号，T_2WI 呈等或稍高信号。

③椎管内脑脊液：T_1WI 呈低信号，T_2WI 呈高信号。

④椎体前韧带、后韧带、黄韧带、椎间盘外纤维环及椎体骨皮质 T_1WI 和 T_2WI 均呈低信号，区别困难。

3.肌肉和神经组织　　肌肉所含质子密度明显高于骨骼，T_1WI 呈等或稍低信号，T_2WI 呈低信号。神经 T_1WI 和 T_2WI 均呈等信号。

4.韧带、肌腱及纤维组织　　所含质子密度低于肌肉组织，T_1WI 和 T_2WI 均呈低信号，在 T_2WI 上为明显低信号。

5.脂肪组织　　具有较高的质子密度,信号强度大,T_1WI 和 T_2WI 均呈高信号,尤以 T_1WI 上信号最高。

6.流动血液

(1)其信号强度取决于血流流速、血流形式、血流方向、脉冲序列及成像参数等。血管内流速快的血液,在 T_1WI 和 T_2WI 均表现为流空现象,多呈无信号或极低信号,也可呈 T_1WI 高信号、T_2WI 极低信号。

(2)静脉内血流非常缓慢,在 T_2WI 可表现为高信号,如在椎旁静脉丛或盆腔静脉丛等处。

(3)有时血管内血液可因层流和湍流(涡流)出现信号强度改变。

7.气体　　因氢质子密度最低,信号很微弱,MRI 上呈极低信号。

8.颅脑

(1)脑实质:

①脑白质(髓质)较脑灰质(皮质)含脂量多而含水量少,在 T_1WI 信号高于脑灰质,T_2WI 则低于脑灰质。PDWI 两者信号近乎一致。

②苍白球、红核、黑质及齿状核等核团,因铁质沉积较多,在高场 T_2WI 呈低信号,在低场 PDWI 和 T_2WI 信号强度常与灰质一致,但红核除外。

(2)脑脊液:呈典型长 T_1、长 T_2 信号。

(3)脑神经:在 T_1WI 上显示较佳,呈等信号。

二、病变组织的磁共振信号表现

1.水肿　　水肿分为血管源性(脑肿瘤、出血、创伤和炎症等)、细胞毒性(超急性期的缺血性脑血管病)和间质性(脑积水时脑脊液透过室管膜进入脑室周围的白质),均引起局部含水量增多,故 T_1WI 水肿区呈低信号、T_2WI 呈高信号,其信号强度取决于水肿的程度。

2.变性　　变性组织 MRI 表现由其含水量多少而决定。如含水量增加的多发性硬化病灶,T_1WI 信号强度增高呈高信号;含水量减少的变性椎间盘,信号明显降低。

3.坏死　　其信号强度因组织类型、内容物及坏死程度不同而异。液化性坏死由于坏死组织内含水量多增加,另外形成的肉芽组织含大量新生血管和纤维结缔组织,故 T_1WI 多呈低信号,T_2WI 呈高信号。局部肉芽组织修复呈慢性过程,纤维组织增多,T_1WI 和 T_2WI 均呈低信号。

4.囊变

(1)信号强度因囊变内容物不同而异,通常主要由液性成分组成,故 T_1WI 呈低信号,T_2WI 呈高信号。

(2)囊变组织 T_1WI 和 T_2WI 的信号强度,可根据其蛋白含量的增多而增加,甚至均呈高信号,但蛋白含量极高时,T_1WI 呈低信号。

(3)出血液化形成的囊变,其信号强度因出血的不同期相而表现各异,多呈高信号。

(4)良性囊变边缘常光滑,信号强度均匀,边缘与中心一致。

(5)恶性肿瘤囊变多伴有壁结节,边缘不光滑。

5.出血　MRI 在诊断出血方面有其独特的优势,MRI 信号可准确反映含氧血红蛋白—脱氧血红蛋白—正铁血红蛋白—含铁血黄素的演变规律。

6.梗死

(1)超急性期(<6h):DWI 呈高信号,MRI 灌注呈低灌注状态。

(2)急性期(7～72h):梗死区因水肿 T_1WI 呈低信号,T_2WI 和 FLAIR 呈高信号。DWI 呈高信号,PWI 表现同前,呈低灌注状态。

(3)亚急性期(3～10d):T_1WI、T_2WI 和 FLAIR 表现同急性期,DWI 呈高或等信号,PWI 呈低灌注。

(4)慢性期:T_1WI 呈低信号,T_2WI 呈高信号,FLAIR 在慢性早期呈高信号,在慢性晚期呈低信号,周边胶质增生呈高信号,DWI 呈等或低信号。

(5)出血性脑梗死:在梗死的异常信号基础上,出现不同期相出血的信号。

7.钙化

(1)钙化因质子密度非常低,在 T_1WI 和 T_2WI 均呈低信号(图 4-5-2)。

(2)因钙化在 T_1WI 上的信号强度与钙化颗粒的大小、钙与蛋白结合与否有关,有时钙化在 T_1WI 呈高信号,在 T_1WI 呈等或低信号。

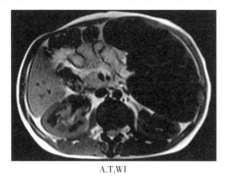
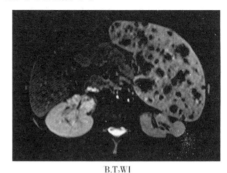

A.T_1WI　　　　　　　　　　　　　　B.T_2WI

图 4-5-2　脾脏多发钙化

A.B.脾脏多发结节状钙化灶,T_1WI 和 T_2WI 均呈低信号。

8.脂类物质　脂肪瘤和畸胎瘤等富含脂类物质,其脂肪成分在各序列上均与皮下脂肪信号一致。

9.铁质沉积　高场强磁共振设备对铁含量的变化非常敏感。

(1)生理性:脑神经核团各部在不同年龄阶段开始出现铁沉积。新生儿无明显铁沉积,苍白球铁沉积始于6个月的婴儿,小脑齿状核处始于3～7岁,壳核铁含量在人至70岁才与苍白球接近。发生铁沉积的神经核团在T_2WI呈明显的低信号。

(2)病理性:

①部分脑部变性、脱髓鞘及血管性病变,如老年性痴呆表现为大脑皮质铁沉积增多,帕金森病表现为壳核和苍白球铁沉积增多,慢性血肿周围表现为含铁血黄素沉积。

②肝血红蛋白沉着症(肝铁质沉着症):肝脏信号下降,特别是T_2WI信号强度明显下降。

10.骨质改变

(1)骨质疏松:指单位体积内骨组织的含量减少。骨微细结构变脆弱,骨折危险性增加。可分为局限性骨质疏松和全身性骨质疏松。局限性骨质疏松多见于感染、外伤、肿瘤及血管神经功能障碍等,全身性骨质疏松多见于甲状旁腺功能亢进、老年、绝经后、酒精中毒、糖尿病等。

①老年性骨质疏松:松质骨:因骨小梁变细、减少及黄骨髓增多,T_1WI和T_2WI信号均增高。骨皮质:因哈氏管扩张和黄骨髓侵入,骨皮质变薄,其内可见较高信号区。

②病理性骨质疏松:感染、肿瘤和骨折等周围的骨质疏松区,因局部充血、水肿,呈长T_1、长T_2信号(图4-5-3)。MRI很少用于诊断骨质软化。

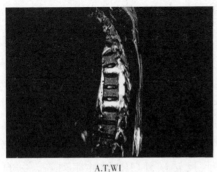

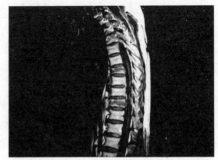

A.T_1WI　　　　　　　　　　　　　　B.T_2WI

图4-5-3　椎体转移瘤

A.B.多发胸椎椎体变扁,其内破坏区T_1WI呈低信号,T_2WI呈高信号。

(2)骨质破坏:指局部骨质被病理组织所取代而造成的骨组织缺失。多见于感染、肉芽组织、肿瘤和肿瘤样病变及神经营养性障碍等。

①骨皮质:正常骨皮质 T_1WI 和 T_2WI 均呈低信号,骨皮质破坏时 T_1WI 和 T_2WI 上信号均增高,可表现为骨皮质变薄、连续性中断或破坏。

②骨松质:表现为高信号的骨髓被较低或混杂信号所取代。

(3)骨质增生硬化:指单位体积内骨质数量增多、变致密。全身性多见于代谢性骨病(肾性骨硬化)、金属中毒(铅、氟中毒)、遗传性骨发育障碍(石骨症)及老年退行性改变,局限性多见于慢性感染、外伤后修复及成骨性肿瘤等。

骨质增生硬化 T_1WI 和 T_2WI 均呈低信号,因其骨小梁间骨髓组织相对较少,所以较正常骨松质呈较低信号。

(4)骨膜增生:指病理情况下的骨膜性成骨,又称骨膜反应。多见于感染、外伤及肿瘤等。表现为骨膜增厚,T_1WI 呈等信号,T_2WI 呈高信号。矿物质沉积明显时,T_1WI 和 T_2WI 均呈低信号。

(5)骨质坏死:指骨组织的局限性代谢停止、细胞成分死亡。坏死的骨质称为死骨。多见于感染、外伤、梗死、减压病、药物及放射性损伤等。

①T_1WI 病灶呈形态不规则、均匀或不均匀低信号,T_2WI 呈等至高信号。

②坏死区周边的骨质硬化带 T_1WI 和 T_2WI 均呈低信号。

③病变最外侧可见 T_2WI 呈高信号的肉芽组织和软骨化生组织的修复带。

④病变晚期出现纤维化和骨质增生硬化,T_1WI 和 T_2WI 均呈低信号。

11.肿瘤　因所含质子密度较正常组织高,故 T_1WI 呈等或稍低信号,T_2WI 呈高信号。由于不同肿瘤所含成分各异,所以信号变化多样。

第六节　MRI检查技术及其应用

一、MRI脉冲序列

MRI成像技术主要是依靠所选择的某种特定的脉冲序列来完成。把射频脉冲、梯度场和信号采集时刻等相关各参数的设置及其在时序上的排列称为 MRI 的脉冲序列。MRI脉冲序列有多种,常用的序列有:①自由感应衰减(FID)类序列:所采集的信号为 FID 信号,如饱和恢复序列、反转恢复(IR)脉冲序列等。②自旋回波(SE)类序列:为最基本、最常用的脉冲序列,所采集到的信号是利用180°聚焦脉冲产生的自旋回波,包括 SE 序列、快速自旋回波(FSE)序列。③梯度回波

(GRE)类序列:所采集的信号是利用读出梯度场切换产生的梯度回波,包括常规GRE序列、扰相GRE序列、稳态进动成像序列等。④平面回波成像(EPI):通过梯度的不断反转产生回波信号,包括 SE-EPI 和 GRE-EPI。⑤杂合序列:所采集到的信号有两种以上的回波,通常为 SE 和 GRE,包括快速自旋梯度回波序列和平面回波序列等。上述序列的基本结构与其相应临床应用详见以后说明。

二、MRI 脉冲序列相关的概念

1.时间相关的概念 主要包括重复时间、回波时间、有效回波时间、回波链长度、回波间隙、反转时间、激励次数及采集时间等。

(1)重复时间(TR):是指脉冲序列相邻的两次执行的时间间隔。在 SE 序列中 TR 即指相邻两个 90°脉冲中点之间的时间;在梯度回波序列中 TR 是指相邻两个小角度脉冲中点之间的时间;在单次激发序列(包括单次激发快速自旋回波和单次激发 EPI)中,由于只有一个 90°脉冲激发,TR 则等于无穷大。

(2)回波时间(TE):是指产生宏观横向磁化矢量的脉冲中点到回波中点的时间。在 SE 序列中 TE 指 90°脉冲中点到测量回波中点的时间。在梯度回波序列中指小角度脉冲中点到测量回波中点的时间。

(3)有效回波时间(TE):是指在快速自旋回波(FSE)序列或平面回波成像(EPI)序列中,射频脉冲中点到填充 K 空间中央的那个回波中点的时间。K 空间是指傅立叶变换的频率空间,作为原始数据填写空间。在数据采集时,依次将原始数据写入 K 空间,对 K 空间数据进行一次傅立叶变换就得到所需的图像数据。

(4)回波链长度(ETL):回波链长度的概念出现在 FSE 序列或 EPI 序列中。ETL 是指一次 90°脉冲激发后所产生和采集的回波数目,也称为快速系数。

(5)回波间隙(ES):是指回波链中相邻两个回波中点之间的时间间隔。

(6)反转时间:在反转恢复序列或与反转恢复序列联合应用的序列中,180°反转脉冲中点到 90°脉冲中点之间的时间称为反转时间(TI)。

(7)激励次数(NEX):又称信号平均次数(NSA)或采集次数(NA),是指每次相位编码时收集信号的次数。NEX 增加,扫描时间将延长,但可提高图像信噪比(SNR)。

(8)采集时间(TA):是指整个脉冲序列完成信号采集所需的时间。二维 MRI 的采集时间 $TA = TR \times n \times NEX$,式中 TR 为重复时间,$n$ 为相位编码数,NEX 为激励次数。FSE 序列的 $TA = TR \times n \times NEX/ETL$。三维 MRI 采集时间 $TA = TR \times n \times NEX \times S$,式中 S 为容积范围的分层数,其他参数同二维采集。

2.空间分辨力相关的概念   任何脉冲序列在应用中都会涉及空间分辨力的问题。空间分辨力是指图像像素所代表体素的实际大小,体素越小空间分辨力越高。空间分辨力受层厚、层间距、扫描矩阵、视野等因素影响。

(1)层厚:被激发层面的厚度称为层厚,它是由层面选择梯度场强和射频脉冲的带宽来决定的。

(2)层间距:是指相邻两个层面之间的距离。实际应用中,二维成像时常常要有一定的层间距以尽可能减少层间干扰或层间污染。

(3)视野(FOV):是指 MRI 成像的实际范围,即图像区域在频率编码方向和相位编码方向的实际尺寸,如 35cm×35cm,是个面积概念。在矩阵不变的情况下,FOV 越大,成像体素越大,图像层面内的空间分辨率越低。

(4)矩阵:是指 MR 图像层面内行和列的数目,其大小是由频率编码数和相位编码数决定的,即矩阵=频率编码数×相位编码数。像素是构成图像的基本单位。像素面积取决于 FOV 的大小和矩阵的大小,即像素面积=FOV/矩阵,而体素容积=像素面积×层厚。图像中具体像素的亮度代表着体素容积的信号强度。改变体素大小的参数,都将影响信噪比(SNR)的增与减。SNR 与 FOV 及层厚呈正比,而与矩阵的大小成反比,但是层厚增加所致的部分容积效应可使图像的空间分辨力下降,因而图像质量下降。

3.偏转角度   在射频脉冲的激励下,宏观磁化矢量将偏离静磁场即 B_0 方向,其偏离的角度称为偏转角度,又称激发角度或反转角。宏观磁化矢量偏转的角度取决于射频脉冲的能量,能量越大偏转角度越大,而射频脉冲的能量取决于脉冲的强度和持续时间,增加能量可通过增加脉冲的强度和/或持续时间来实现。

三、常用 MRI 脉冲序列及其应用

1.饱和恢复(SR)序列

(1)SR 序列结构:由多个以一定时间间隔(TR)的 90°脉冲构成,在每个 90°脉冲后采集 FID 信号。

(2)临床应用:主要用于早期低场 MR 机器上,进行颅脑 T_1WI,对颅内亚急性期出血的检查较为敏感。目前高场 MR 机器一般已不再使用该序列。

2.采集 FID 信号的 IR 序列

(1)IR 序列结构:首先给 1 个 180°脉冲,然后以与组织 T_1 相似的间隔再给 1个 90°脉冲;180°射频脉冲把组织的宏观纵向磁化矢量偏转 180°,即反转到与主磁场相反的方向上;180°脉冲激励后纵向磁化矢量以组织 T_1 弛豫速度向主磁场方向增长;在组织发生纵向弛豫的过程中施加 90°脉冲,来记录不同组织间纵向弛豫的差别。90°脉冲后可以采集 FID 信号,为早期 MR 机器上多采用的序列,目前机器上一般采集的是自旋回波信号。

3.自旋回波(SE)序列 是 MRI 使用最为普遍的经典序列。

(1)SE 序列结构:由 1 个 90°射频脉冲后随 1 个 180°聚焦脉冲组成。90°脉冲产生一个最大的宏观横向磁化矢量,间隔 Ti 后利用 180°聚焦脉冲产生一个自旋回波,TE＝2Ti。

(2)临床应用:通过选择不同的 TR 与 TE 可以获得突出反映组织 T_1 特性的 T_1WI,反映组织 T_2 特性的 T_2WI 以及反映组织质子密度的 PDWI。SE 序列 T_1WI 选用短 TE 和短 TR,TE 一般为 8～20ms,TR 一般为 300～600ms;SE 序列 T_2WI 选用长 TE 和长 TR,0.5T 以下低场机器 TR 一般为 1500～2000ms,1.0～1.5T高场机器 TR 一般为 2000～2500ms,TE 一般为 70～150ms;SE 序列 PDWI 选用短 TE 和长 TR,TE 一般为 15～25ms,TR 一般为 1500～2500ms。SE T_1WI 序列成像具有图像分辨率高、成像速度较快等优点,广泛用于颅脑、四肢骨骼软组织及脊柱等部位的常规平扫和增强扫描。

4.快速自旋回波序列及其衍生序列

(1)弛豫增强快速采集(RARE)技术:

①RARE 技术结构:如果在一次 90°脉冲激发后,利用多个 180°聚焦脉冲采集多个自旋回波,就可以填充 K 空间的多条相位编码线,那么序列所需要重复执行的次数也即 TR 需要重复的次数将明显减少,从而加快成像速度。这种技术称为 RARE,在临床上也被称为快速自旋回波(GE 公司,FSE;西门子或飞利浦,TSE)。

②临床应用:本序列具有以下特点:a.快速成像;b.回波链中每个回波信号的 TE 不同;c.FSE 图像模糊效应;d.脂肪组织信号强度高;e.对磁场不均匀、不敏感;f.能量沉积增加,即特殊吸收率(SAR)明显提高,高场强 MRI 仪器中表现更加突出。FSE 序列是目前临床上应用最广泛的序列之一,主要用于颅脑、躯干四肢骨骼软组织、腹部的 T_2WI 成像。

(2)FSE 衍生序列:随着软硬件技术的进步,快速自旋回波序列有了很大的改进,衍生出许多新的序列,并在临床上得到了广泛应用。具体序列有:①快速弛豫快速自旋回波 FRFSE(TSE‐Restore 或 TSE‐DRIVE)序列;②单次激发 RARE 序列;③半傅里叶采集单次激发 RARE 序列或称为半傅里叶采集单次激发快速自旋回波 HASTE 序列。

5.反转恢复序列及快速反转恢复序列

(1)反转恢复(IR)序列：

①IR序列结构：该序列是一个T_1WI序列，实际上是在SE序列前施加一个180°反转脉冲。IR序列中，180°反转脉冲中点到90°脉冲中点之间的时间定义为反转时间(TI)，90°脉冲中点到回波中点之间的时间定义为TE，相邻的两个180°反转预脉冲中点的时间间隔定义为TR。IR序列中T_1对比和权重不是由TR决定，而是由TI决定。

②临床应用：本序列具有以下特点：a.T_1对比明显高于SE T_1WI；b.扫描时间很长，TA相当于SE T_2WI。临床主要用于增加脑灰白质T_1对比，对儿童髓鞘发育研究有较高价值。

(2)快速反转恢复(FIR)序列：FIR序列也称TIR序列或反转恢复快速自旋回波序列(IR-FSE或IR-TSE序列)。

①FIR序列结构：由1个180°反转预脉冲后随1个FSE序列构成。

②临床应用：本序列具有以下特点：a.与IR相比，成像速度加快；b.ETL的存在使T_1对比受T_2污染而降低；c.由于ETL的存在，可出现与FSE序列相同的模糊效应；d.与FSE T_1WI相比，FIR T_1WI序列的T_1对比有提高；e.选择不同的TI可选择性抑制不同T_1值的组织的信号(一般以组织T_1值70%计算)。

临床主要用于：a.短反转时间反转恢复(STIR)序列主要用于T_2WI的脂肪抑制，广泛用于诊断腹膜后肿块(原发性肿瘤、转移性淋巴结肿大等)、诊断含成熟脂肪组织的肿瘤(脂肪瘤、畸胎瘤等)、诊断富含脂肪背景区域(骨髓质、躯干四肢皮下软组织等区域)的肿瘤、诊断新鲜骨折以及与椎体陈旧性楔形改变鉴别等方面；b.液体衰减反转恢复(FLAIR)即黑水序列，可以有效地抑制脑脊液等自由水的信号，主要用于颅脑疾病的诊断，如观察脑肿瘤周边的水肿与腔隙性梗死周边胶质增生、皮质下梗死与血管周围间隙(VR间隙)鉴别、脑室内肿瘤的显示、较早期蛛网膜下隙出血诊断、显示脑膜病变的增强后扫描等；c.FIR T_1WI实际上是短ETL的FSE T_1WI序列的每个90°脉冲前加一个180°反转脉冲，以增强图像的T_1对比，主要用于脑实质的T_1WI，灰白质的T_1对比优于SE T_1WI序列或FSE T_1WI序列，但是不及IR T_1WI序列。

(3)单次激发快速反转恢复序列：利用180°反转预脉冲与单次激发FSE相结合可得到反转恢复单次激发FSE(IR-SS-FSE)序列。其应用主要有：①采用STIR技术进行脂肪抑制；②采用FLAIR技术抑制脑脊液；③选用合适的TI并选用最短的TE(最早的回波填充到K空间的中心)可获得SS-FSE超快速T_1WI。

主要用于检查配合欠佳的患者。

（4）多反转预脉冲序列：每执行一次使用2个或3个180°反转预脉冲，被称为双反转或三反转脉冲技术，可以利用T_1值的不同选择性抑制2～3种组织信号。常用的有：①利用双反转快速自旋回波显示脑灰质，对反转时间（TI）进行调整，可以选择性抑制脑脊液和脑白质信号而突出脑灰质信号；②多反转快速自旋回波序列在心血管黑血技术中的应用，是心血管MRI检查非常重要的技术之一。

6.基于螺旋桨技术或刀锋技术的FSE及FIR序列　　GE公司推出的螺旋桨技术和SIEMENS公司的刀锋技术均是K空间放射状填充技术与FSE或FIR序列相结合的产物。

（1）序列结构：Propeller是FSE（TSE）或FIR（TIR）与K空间放射状填充相结合的技术，具有回波链（ETL），即在一个TR间期采集一个回波链（ETL）。回波链中的每个回波需要进行频率编码和相位编码，在某角度上平行地填充于K空间，这组填充信息被称为Propeller（螺旋桨）的叶片或刀锋；下一个TR间期回波链填充时旋转一个角度，如此反复填充。

（2）临床应用：本序列成像具有以下优点：①图像信噪比高；②可为数据校正提供更多的机会；③运动伪影沿着放射状的方向被抛射到FOV以外，从而明显减轻运动伪影；④不易产生磁敏感伪影。Propeller技术的临床应用主要包括以下几个方面：①Propeller FSE（Blade TSE）T_2WI可以明显减轻运动伪影，主要用于不能控制自主运动的患者，多用于头颅和腹部检查；②Propeller（Blade）T_2 - FLAIR用于头颅以减少运动伪影；③Blade T_1 - FLAIR，目前西门子公司还把Blade技术运用于TSE T_1WI及TIR（T_1 - FLAIR）序列，可不同程度减少运动伪影；④Propeller FSE DWI，水分子扩散加权成像（DWI）通常采用SE - EPI序列，但此序列对磁场不均匀非常敏感，在颅底区有严重的磁敏感伪影；Propeller技术采用FSE序列，因此可以明显地降低磁敏感伪影及减轻金属伪影。

7.梯度回波（GRE）序列　　是目前临床上常用的一组MRI脉冲序列。GRE序列具有扫描快、较高的空间分辨力与信噪比等优点。临床应用主要包括扰相GRE序列、稳态自由进动序列（SSFP）、磁化准备快速梯度回波序列（MP - FGRE）以及包括采集刺激回波GRE序列在内的其他GRE序列等。以下分类介绍其序列组成、特点及其临床应用。

（1）GRE序列基本结构与扰相GRE序列：

GRE序列基本结构：①一般采用小于90°的小角度脉冲进行激发；②采用1个强度一样、时间相同、方向相反的读出梯度场（频率编码梯度场）进行切换来代替

180°脉冲,使得分散的相位回归而产生回波。

在 GRE 序列基本结构的基础上,如在下一次小角度激发之前在层面选择梯度上施加一扰相技术(梯度扰相或射频扰相)来消除残留的横向磁化矢量,即可获得扰相 GRE 序列。GE 公司所称的 SPGR、SIEMENS 的快速小角度激发(FLASH)序列及 PHILIPS 的 T_1 – FFE 均是此类序列。三维容积内插快速扰相 GRE T_1WI 序列亦属于扰相 GRE 序列,近年来广泛用于体部快速动态扫描。西门子设备称之为"容积内插体部检查"(VIBE),飞利浦称为"高分辨力各向同性容积激发"(THRIVE),而 GE 公司初期称为"多时相增强快速采集梯度回波"(FAME)。通过对 FAME 序列的改良,2004 年又推出了"肝脏容积加速采集"(LAVA)。后者的优势在于比 FAME 序列的速度、覆盖范围及空间分辨力均增大了 25%,并且脂肪抑制效果更好。

根据 GRE 序列的基本特点而广泛应用于临床:①GRE 采用小角度激发,加快成像速度,二维扰相 GRE 腹部屏气 T_1WI 广泛用于中上腹脏器(肝脏、胰腺、肾脏等)占位性病变的常规平扫和对比增强后屏气多期动态扫描、心脏单层单时相的亮血成像、单层多时相的心脏大血管电影等。②GRE 反映的是 T_2^* 弛豫信息而非 T_2 弛豫信息,可获得颅脑、体部脏器的准 T_2WI、准 N(H)WI 和准 T_1WI,目前二维扰相 GRE T_2^*WI 主要用于大关节脊柱病变的检查,另外利用 GRE 对主磁场的不均匀性敏感的特点而用于能够造成局部磁场不均匀的病变的检查,如脑微灶性出血、血色病等检查;三维扰相 GRET_2^*WI 序列用于磁敏感加权成像(SWI),可用此技术显示小静脉及一些顺磁性物质的沉积。③GRE 中血流信号常呈现高信号,应用其有利于对正常血管的识别、判断肿瘤邻近血管与肿瘤瘤体关系等。④二维扰相 GRE T_1WI 双回波序列用于化学位移成像,利用梯度场切换两次,获得不同的 TE 的两个回波信号,可以进行化学位移成像,也称同/反相位成像,可用于病灶内少量脂肪的检出。⑤利用扰相 GRE T_1WI 序列进行流动相关的 MR 血管成像,无论是时间飞跃(TOF)MRA,还是相位对比(PC)MRA,也无论二维或三维 MRA 均采用 GRE T_1WI 序列。⑥三维快速扰相 GRE T_1WI 用于对比剂增强 MRA(CE – MRA),广泛用于头颈部、体部及四肢较大血管造影及其病变的诊断。⑦扰相 GRET^*2WI 用于关节软骨成像,此脂肪抑制序列可以很好地显示关节软骨。在该序列图像上,透明软骨呈高信号,关节液呈更高信号,而纤维软骨、韧带、肌腱、骨及骨髓均呈现低信号,形成良好的对比。⑧三维扰相 GRE T_1WI 序列广泛用于腹部脏器占位性病变的屏气动态增强扫描。⑨三维容积内插快速扰相 GRE T_1WI 序列用于无须屏气的体部软组织动态增强扫描,主要用于没有明显宏观生理运动且对动态增强扫描时间分辨力不高的部位,如乳腺、体部或四肢软组织等,TR会设置得稍长一些(1.5T通常为5～30ms),所用的快速采集技术也会少一些,扫描时间会有所延长,每个时相通常需要20～60s,但图像的信噪比、对比度及空间分辨力都会有所增加,利用其多时相动态增强,可以获得增强曲线,有助于病变的定性诊断;通过减影技术可更清楚地显示病变特征。⑩三维容积内插快速扰相GRE T_1WI序列用于体部脏器屏气动态增强扫描,主要用于对时间分辨力要求较高的脏器(如胸部的肺和纵隔及腹部的肝脏、胰腺、肾脏等)的动态增强扫描。以肝脏增强为例,每个时相三维容积采集时间可以缩短到3～10s,一次屏气可进行双动脉期或动脉期扫描。

(2)磁化准备快速梯度回波(MP-FGRE)序列:

MP-FGRE序列结构:在扰相梯度回波序列中,为了加快采集速度,提高时间分辨力,常需要缩短TR及TE,但会造成图像的SNR明显降低。如果在快速梯度回波采集之前先施加一个磁化准备脉冲,则不但可以保证图像采集速度,还可以提高图像的对比度,称之为MP-FGRE。MP-FGRE序列主要由两个部分组成,第一部分是磁化准备脉冲,第二部分为超快速小角度激发来采集梯度回波,不同的MP-FGRE的差别仅仅在于第一部分。

在GE公司的设备上,根据准备脉冲及加权类型的不同,分别有2D Fast GRE with IR-PREP序列(亦称为FIRM序列)进行2D超快速T_1WI、3D Fast GRE with IR-PREP序列进行3D超快速T_1WI和Fast GRE with DE-PREP序列进行超快速T_2WI。西门子公司设备上称该序列为超快速FLASH,其中3D Turbo FLASH T_1WI序列也被称为MPRAGE。飞利浦公司的设备上的MP-FGRE序列被称为超快速场回波(TFE)序列。

MP-FGRE序列临床应用:

①反转恢复快速梯度回波(IR-FGRE)T_1WI序列:准备脉冲为180°反转脉冲,后随超快速梯度技术采集信号,因此为T_1WI序列,其组织对比取决于有效反转时间(有效TI);180°反转脉冲激发使各种组织的纵向宏观磁化矢量反转到平衡状态的反方向,关闭后磁化矢量从负100%开始,先是负值逐渐减小,过零点后为正值加大。利用这一特点,改变T_1可以选择性地抑制某一特定T_1值组织的信号,也可以制造出不同的组织对比。单次激发IR-FGRE序列的T_1一般设置在200～500ms。临床应用主要包括以下几方面:a.心脏首过灌注及延时扫描评价心肌活性;b.腹部超快速T_1WI,主要用于不能很好屏气的患者;c.腹部脏器灌注成像如肝脏、肾脏等;d.颅脑高分辨3D成像,进行脑表面重建,用于功能磁共振成像的立体

定位,其灰白质对比优于三维扰相梯度回波 T_1WI 序列。

②饱和恢复快速梯度回波(SR-FGRE)T_1WI 序列:该序列的脉冲多为 90°脉冲(也可为 100°~150°脉冲),90°脉冲关闭后,经过一段延时时间(TD),各种组织中已经恢复的宏观磁化矢量大小出现了差异,因此存在 T_1 对比,这时利用超快速梯度技术采集梯度回波信号来记录这种 T_1 对比,所获得的也是 T_1WI,其组织对比取决于有效 TD。其临床应用主要是:a.心脏对比剂首过灌注成像,是目前首过法心肌灌注最常用的序列;b.腹部脏器的灌注成像。

③T_2 准备的快速梯度回波(T_2-FGRE)T_2-WI 序列:该序列准备脉冲多为 90°~180°-负 90°的组合脉冲,第一个 90°脉冲把组织的宏观纵向磁化矢量转变成横向磁化矢量,90°脉冲关闭后在适当的时刻(1/2TE)施加 180°聚焦脉冲,横向磁化矢量发生重聚,各种组织残留横向磁化矢量存在差别,即 T_2 对比,然后再利用负 90°脉冲把横向磁化矢量打回纵向磁化矢量,则各组织中的纵向磁化矢量的差别实际上也是 T_2 对比,这时候利用超快速梯度回波技术采集梯度回波信号来记录这种 T_2 对比,所获得的是 T_2WI,其组织对比取决于准备脉冲的 TE。临床上主要用于高场 MRI 上进行 3D 无创性冠状动脉 MRA,与平衡式稳态进动快速梯度回波序列相比,磁敏感伪影明显减轻,尤其适用于 3.0T 的冠脉 MRA。

④其他磁化准备快速梯度回波序列:把双反转黑血预脉冲应用于 FGRE 序列,进行梯度回波的黑血成像。在 Balance-SSFP 序列前面施加 T_2 准备脉冲,可以增加图像的 T_2 对比,有助于冠脉成像。

(3)普通稳态自由进动序列(SSFP):

普通 SSFP 序列结构:普通 SSFP 序列是临床常用的 GRE 序列之一。它是在 SSFP-FID 过程中利用读出梯度场的切换采集一个回波,但是不去除 SSFP-Refocused,让这种残留的 Mxy 对以后的回波信号作出贡献,对其产生的条带状伪影,可以在相位编码方向上施加一个重绕相位编码梯度场加以消除。GE 公司称此序列为 GRE 序列,西门子公司称其为稳态进动快速成像(FISP)序列,飞利浦公司称之为 conventional FFE。

普通 SSFP 序列的组织对比特点及其临床应用。临床应用主要包括以下几个方面:①长 TR 二维普通 $SSFPT_2^*WI$ 序列用于大关节疾病的检查,尤其是纤维软骨如膝关节半月板病变的检查。②三维普通 SSFP 序列用于大关节疾病的检查,可以增加透明软骨的信号,但关节液信号高于透明软骨。另外,可以运用 MPR 进行任意断面的图像重建。③利用三维普通 SSFP 序列进行常规流入增强 MRA 即三维时间飞跃法(TOF)MRA,一般 TR 为 15~30ms,TE 选择最短,激发角 15°~

25°，以避免其他液体高信号掩盖，但目前 TOF 法 MRA 多采用扰相 GRE 序列。④采用超短 TR、TE 和小偏转角的三维普通 SSFP 序列进行对比增强 MRA（CE-MRA）。TR 小于 10ms，TE 小于 3ms，软组织及液体均为低信号，注射对比剂后血液 T_1 值缩短呈高信号，但目前更多采用扰相 GRE 序列。⑤二维或三维的普通 SSFP 序列可用于心脏的结构及心功能分析。

（4）平衡式稳态自由进动序列（Balance SSFP）：

Balance SSFP 序列的结构：Balance SSFP 序列是在层面选择、相位编码和读出梯度场方向上，在回波采集后均施加一个与相应空间编码梯度场大小相同、方向相反的梯度场，则因空间编码梯度场造成的 SSFP-Refocused 相位干扰将被完全抵消，SSFP-Refocused 将得到最大程度地保留，并达到真正的稳态或真正的平衡。西门子公司称该序列为真稳态进动快速成像（True FISP），GE 公司称之为稳态采集快速成像（FIESTA），飞利浦公司则称之为平衡式快速场回波（B-FFE）。

临床应用：常应用于制造液体和软组织之间的对比，而不适用于实质性脏器内部实质性病变的检查。其临床应用主要包括以下几个方面：①配用心电门控或心电触发技术进行心脏结构成像，可清晰地显示心脏结构，并可进行心功能分析；②配用心电触发技术进行冠状动脉成像，可以不用对比剂即可较为清楚地显示冠状动脉；③大血管病变如动脉瘤、主动脉夹层等的检查；④快速冠状面有助于显示胆道梗阻病变及其与门静脉的关系；⑤用于尿路占位病变的检查，尤其是冠状面或矢状面扫描有利于直接显示梗阻病变与上段积水关系；⑥可用于胃肠占位性病变的检查，特别是肠梗阻的梗阻病因的筛查以冠状面大 FOV 扫描较为有效，有利于定位定性诊断；⑦可用于食管肿瘤的吞水食管腔造影检查；⑧可进行化学位移成像（即同反相位成像）；⑨腹腔巨大占位病变的定位诊断，大 FOV 多方位扫描可清晰显示肿块与毗邻结构的关系。

（5）双激发 Balance-SSFP 序列：双激发 Balance-SSFP 序列是 Balance-SSFP 的改进序列，它是利用 Balance-SSFP 序列两次射频脉冲激发来采集两组回波，且两次激发时 Mxy 处于不同的相位（如相差 180°），把两组图像融合成一组就可以消除因磁场不均匀而产生的条纹样伪影。西门子公司称之为 CISS，GE 公司称之为 FIESTA-C。主要采用 3D 模式用于小 FOV 高分辨力的细微解剖结构的显示，如内耳水成像、脑神经及脊神经根的显示等。

（6）其他梯度回波序列：

采集刺激回波的 GRE 序列：如果不去采集 SSFP-FID 的回波，而是在 SSFP-Refocused 过程中采集一个刺激回波，其采集方向正好与 FISP 序列相反，西门子公司的设备上称该序列为 PSIF,而飞利浦公司的设备称之为 T_1 – FFE;GE 公司以前的设备称为对比增强稳态梯度回返采集 CE – GRASS(CE – GRASS),目前该公司新型的 MRI 仪已不再使用此序列。

PSIF 序列中水样信号,如脑脊液信号很高,而软组织呈现相对低信号,两者形成较好的对比。目前主要用于大关节的三维 T_2WI。

同时采集两种回波的 GRE 序列:该序列是指在一个 TR 间期内,分别在 SSFP – FID 和 SSFP – Refocused 过程中各采集一个回波信号,然后把两者融合在一起进行图像重建。西门子公司的设备上使用该序列,其序列名称为 DESS。其同时采集了 F – ISP 和 PSIF 信号,可获得 SNR 较高且 T_2 权重较重的图像。目前多用于大关节 3D 成像,与 3D FISP 序列成像时间类似,但 T_2 权重更重,关节液为很高信号,关节透明软骨呈中等信号,形成较好的对比。

多回波合并的 GRE 序列:多数梯度回波在一次小角度激发后,仅利用一次梯度场切换,填充 K 空间一条编码线,使得图像的 SNR 较低,特别是进行 T_2^*WI 时,SNR 更低。为了保证图像的 SNR,往往要采用较窄的采集带宽,这样又会使采集速度减慢,由于 T_2^* 衰减将引起图像的畸变,引起图像空间分辨力的损失。多回波合并序列的梯度回波序列能够解决上述问题。

该序列西门子公司的设备上被称为多回波合并成像(MEDIC)序列,而 GE 公司的设备上该序列的 2D 采集模式被称为 MERGE 序列,3D 采集模式被称为 COSMIC 序列。

MEDIC 序列在一次小角度射频脉冲激发后,利用读出梯度场的多次切换,采集多个梯度回波(通常为 3～6 个),这些梯度回波采用同一个相位编码,最后这些回波合并起来填充于 K 空间的一条编码线上,相当于采集单个回波的梯度回波序列进行多次重复,可获得更高的 SNR,因此可以增加采集带宽、加快采集速度和提高空间分辨力并减少磁敏感伪影。其有效 TE 为各个回波的 TE 平均值。

利用 MEDIC 序列 2D 或 3D 的 T_2^*WI,主要用于:①脊髓灰白质结构显示;②膝关节关节软骨成像,关节软骨呈略高信号,用于评价关节软骨损伤程度;③3D MEDIC T_2^*WI 用于脊神经根和脑神经的显示。

8.平面回波成像(EPI)序列

(1)一般 EPI 序列:

EPI 序列结构:EPI 是在梯度回波的基础上发展而来的,采集到的 MR 信号属于梯度回波。它是在一次射频脉冲激发后,利用读出梯度场连续正反向切换,每次切换产生一个梯度回波,因而产生梯度回波链。按激发次数可分为多次激发 EPI

(MS-EPI)及单次激发 EPI(SS-EPI),而按 EPI 准备脉冲可分为梯度回波 EPI 序列(GRE-EPI)、自旋回波 EPI 序列及反转恢复 EPI(IR-EPI)序列。

临床应用:

①单次激发 GRE-EPI T_2^*WI 序列:多在 1.0T 以上的扫描机上使用,TR 无穷大。在 1.5T 扫描机上,TE 一般为 30～50ms,单层 TA 仅需要数十毫秒,1s 可完成数十幅图像的采集。主要用于:a.对比剂首次通过的灌注加权成像;b.基于血氧水平依赖(BOLD)效应的脑功能成像。

②多次激发 SE-EPI T_2WI 序列:在临床应用较少,激发次数常为 4～16 次,一般用于腹部屏气 T_1WI。

③单次激发 SE-EPI T_2WI 序列:在临床应用较多,TR 无穷大,TE 一般为 50～120ms,单层图像 TA 在数十到 100ms。临床上主要用于:a.脑部超快速 T_2WI,该序列图像质量不及 FSE T_2WI,用于不能配合检查的患者;b.屏气腹部 T_1WI,成像速度快,即使不屏气也没有明显的呼吸运动伪影,图像 T_2 对比较好,缺点是磁敏感伪影较明显;c.在该序列的基础上施加扩散敏感梯度场即可进行水分子扩散加权成像(DWI)和扩散张量成像(DTI)。

④多次激发 IR-EPI T_1WI 序列:该序列在临床应用也较少,ETL 一般为 4～10,相位编码步级一般为 128,因此要进行 16～32 次激发。GE 公司称之为 FGRE-ET 序列,一般用于心肌灌注加权成像。也可用于腹部脏器的灌注加权成像。

⑤单次激发反转恢复 SE-EPI 序列:临床应用不多,可作为脑部超快速 FLAIR 扫描,在此序列上施加扩散敏感梯度场也可进行 DWI。

(2)基于 EPI 的衍生序列:

PRESTO 序列:PRESTO 和 GRASE 实际上基本属于 EPI 序列,但与一般 EPI 序列有所不同。主要是利用回波转移技术成像,其优点,①与单次激发 GRE-EPI 序列相比,EPI 回波链明显缩短,提高了回波信号的强度,改善了图像的质量;②该序列具有较长的 TE,保证图像有足够的 T_2^* 权重;③该序列 TR 短于 TE,保证了成像速度。

临床应用:①对比剂首过脑 PWI;②基于 BOLD 效应的 fMRI;③用于 DWI。另外,回波移位技术也可用于 GRE 序列,进行 TE 大于 TR 的快速 T_2WI,可以用于磁敏感加权成像(SWI)。

GRASE 序列:该序列是自旋回波与梯度回波的结合,而实际上是快速自旋回波(FSE)与 EPI 的结合。在两个相邻的 180°脉冲之间,即每个自旋回波信号产生前后,利用读出梯度线圈的连续切换(EPI 技术),伴随一个自旋回波会有两个甚至更多的梯度回波,从而实现两者之间的结合。一般把自旋回波信号填充于K空间中心,决定图像对比,而把梯度回波信号(或EPI回波链)填充在K空间周边区域,决定图像的解剖细节。其优点:①与FSE相比,GRASE序列单位时间内可采集更多的回波,从而可提高时间分辨力;②由于采用EPI模式采集了梯度回波,所需的180°高能聚焦脉冲明显减小,从而明显降低了SAR值,这一点对于3.0T设备尤为重要;③180°聚焦脉冲的减少也降低了脂肪组织的信号;④与EPI相比,由于采用了180°聚焦脉冲,从而减轻了单纯EPI常见的磁敏感伪影和图像变形。当然FSE和EPI的一些缺陷也被带入了GRASE序列。

GRASE序列的对比与FSE序列近似,而且对出血性病变等比FSE序列敏感,但目前临床应用并不广泛,可用于颅脑的T_2WI,由于SAR值低,可能在3.0T的设备上有一定的优势。

四、脂肪抑制技术

1.常用的脂肪抑制技术

(1)频率选择饱和法:也称为化学位移选择饱和(CHESS)技术。脂肪分子中氢质子的进动频率比水分子要慢3.5ppm($1ppm=10^{-6}$),即脂肪与水的化学位移效应。利用该效应,在成像序列的激发脉冲施加前,先连续施加一个或数个带宽较窄的脂肪饱和预脉冲,其频率与脂肪中的质子进动频率一致,使得脂肪组织发生饱和现象,产生的Mxy可利用梯度技术予以消除;然后再施加真正的成像射频脉冲,脂肪组织因为饱和不再接受能量产生信号,从而达到脂肪抑制的目的。频率选择饱和法为最常用的脂肪抑制技术之一。

该技术的优点有:①高选择性或特异性;②可用于多种序列;③由于脂肪与水的化学位移的程度与主磁场强度成正比,故在1.0T以上的设备中可以取得很好的脂肪抑制效果。缺点有:①场强依赖性较大(用于0.5T以下场强设备效果较差);②对磁场均匀度要求很高;③进行大FOV扫描时,由于视野周边区域磁场均匀度降低,故脂肪抑制效果较差;④增加了人体吸收射频的能量;⑤脂肪饱和预脉冲占据TR间期的一个时段,因此要获得相同的采集层数则需要延长TR,从而扫描时间将延长,还有可能影响图像的质量。

(2)短反转时间反转恢复(STIR)技术:STIR技术是基于脂肪组织短T_1特性的脂肪抑制技术,也是最常用的脂肪抑制技术之一,可用IR或FIR序列来完成,目前多采用FIR序列。由于人体组织中的脂肪的T_1值最短,因此180°脉冲后其纵向磁化矢量从反向最大到零点所需要的时间很短,因此选择短的T_1则可有效地抑制脂肪组织的信号，T_1 值取脂肪组织 T_1 值的 69％。不同场强的设备，脂肪组织的 T_1 值不同，所选择的 T_1 值也不同。

STIR 技术的优点有：①场强依赖性低，无论是高场还是低场设备，都可获得满意的脂肪抑制效果；②对磁场的均匀度要求较低；③大 FOV 扫描也可获得满意的脂肪抑制效果。缺点有：①信号抑制的选择性较低，与脂肪组织 T_1 值接近的组织如胆汁、血肿等也能达到信号抑制，故脂肪组织判定的特异性较低；②扫描时间较长；③因被增强的组织的 T_1 值缩短与脂肪组织接近而被抑制，故一般不用于增强扫描。

(3)化学位移成像与 Dixon 技术：化学位移成像也称同相位/反相位成像。如在某一像素中同时有脂肪和水，射频脉冲激发后，脂肪和水的横向磁化矢量处于同相位，经过数毫秒后，水分子中的质子的相位将超过脂肪中质子半圈，两者的相位差为 180°，其宏观磁化矢量（Mxy）将相互抵消，此时采集到的 MR 信号相当于这两种成分的信号相减的差值，把这种图像称为反相位图像。过了这一时刻后，水分子又将赶上脂肪中的质子，两种相位差又开始缩小，并将超过脂肪中质子一整圈，这时候两种质子的 Mxy 相互叠加，其 MR 信号为这两种成分信号相加的和，称之为同相位图像。须注意：本序列反相位图像上信号抑制降低的是水与脂肪两种成分的混合区域，对于几乎只有水的组织（如肝实质、胰腺实质等）和几乎只有脂肪组织（如皮下脂肪、腹膜后脂肪等）的区域信号无明显降低，因此不要把本序列误认为是一般的脂肪抑制序列，因为在同层面上皮下脂肪、腹膜后脂肪等仍呈高信号。临床主要用于：①肾上腺病变的鉴别诊断；②脂肪肝的诊断及鉴别诊断；③判断肝脏局灶性病灶内是否存在脂肪变性；④有助于肾脏或肝脏血管平滑肌脂肪瘤等含脂肪病变的诊断和鉴别诊断。

Dixon 技术系一种水脂分离成像技术，在 SE 或 FSE 序列中采用脉冲位移技术或在梯度回波序列中利用双回波技术来获得水脂同相位图像和水脂反相位的图像，再通过两组图像信息相加或相减可得到脂肪抑制的单纯水质子图像或水抑制的单纯脂肪质子图像。

2.临床应用 适当选用脂肪抑制技术可减少病灶的漏诊和提高病变的定性诊断价值。临床主要应用有：①急性骨折骨挫伤，特别用于 X 线平片或 CT 检查阴性的骨小梁骨折骨髓水肿的诊断；②鉴别脊椎椎体陈旧性压缩性骨折或发育楔形异常与新鲜压缩性骨折；③提高纵隔、腹膜后间隙、肌间隙、骨髓质等区域的肿瘤或淋巴结肿大等的检出率，病灶周边的脂肪信号被抑制，使得病灶信号得到进一步提高，总的效果是"背景呈低信号而病灶呈高信号"，以便更好地显示和辨认病灶；

④提高含脂病变的定性诊断价值,如脂肪瘤、脂肪肉瘤、畸胎瘤、血管平滑肌脂肪瘤等,此时病灶内脂肪组织信号得到了抑制,从而有助于病灶的定性诊断;⑤用于颈丛神经成像,直接显示神经损伤、肿瘤等病变的位置与范围;⑥用于对比增强扫描,为了了解肿瘤的血供情况在对比增强的 CE-T$_1$WI 扫描时,加用脂肪抑制技术,一方面有利于去除肿块内含脂组织高信号的干扰,另一方面病灶周边脂肪得到抑制以提高病灶的对比度。

五、MR 血管成像

MR 血管成像(MRA)多数情况下具有不需要对比剂、无创、简单、快速及可重复等优点,故临床普及应用非常迅速而广泛。现介绍常见的 MR 血管成像技术及其应用。

1.时间飞跃(TOF)法

(1)成像原理:一般采用快速扰相 GRE T$_1$WI 序列,使得成像容积或层面内的静止组织反复激发而处于饱和状态以达到背景组织的抑制;而成像容积之外的血液没有受到射频脉冲的饱和,未饱和的血液质子群流入成像容积或层面时可产生较高信号,与抑制的背景静止组织之间形成较好的对比;结合预饱和带置于成像容积或层面的任一侧可达到选择性地抑制动脉或静脉内的血流信号,从而获得静脉或动脉图像。采用最大强度投影(MIP)3D 重建获得 MRA 图像。TOF MRA 技术可以分为二维(2D)TOF MRA 和三维(3D)TOF MRA。TOF MRA 的优点主要有成像时间较短,但背景组织抑制较差,尤其是用于脑部检查时亚急性期出血高信号对图像有干扰。

(2)临床应用:TOF MRA 技术目前在临床上应用最为广泛,主要用于:①颅脑血管成像:常采用 3D-TOF MRA 技术获得动脉系图像,用于诊断脑动脉狭窄、动脉瘤、动静脉畸形等疾病(图 4-6-1,图 4-6-2),采用 2D-TOF MRA 技术获得静脉窦成像,用于诊断静脉窦血栓、静脉畸形等;②颈部大血管成像:采用 2D-TOF MRA 技术获得椎动脉和颈总动脉及其颈内颈外动脉分支图像,用于椎动脉狭窄及其发育异常、颈动脉粥样硬化等检查;③腹主动脉、下腔静脉、盆腔动静脉、四肢动静脉成像:常采用 2D-TOF MRA 技术来获得,广泛用于大隐静脉曲张术前检查、静脉血栓、真性动脉瘤的筛查、动静脉畸形等检查。分析 TOF MRA 图像时需要注意假阳性和假阴性出现,一般 MRA 显示某段血管腔光滑、没有狭窄,可以认为该段血管没有狭窄,但由于血管内血液湍流的影响,在血管转弯处和血管分叉处(如颈内动脉虹吸段、颈动脉分叉处)出现血管狭窄假象,夸大血管狭窄的程度,颅内动脉瘤漏诊,所以在分析图像时需要结合原始薄层图像和增强图像。

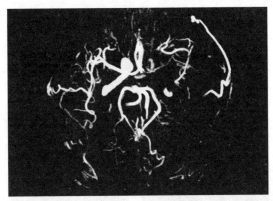

图 4 - 6 - 1　常规 3D - TOF MRA 技术在脑动脉狭窄诊断中的应用

颅脑常规 3D - TOF MRA,提示左侧颈内动脉、左侧大脑中动脉血栓性重度狭窄—闭塞。

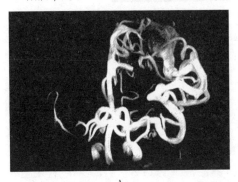 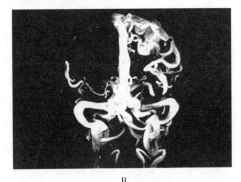

A　　　　　　　　　　　　　　　　B

图 4 - 6 - 2　常规 TOF MRA 技术在颅脑血管畸形诊断中的应用

A.为脑部 3D - TOF MRA,清楚显示左侧额顶叶 AVM 的供养动脉来自左侧大脑中动脉、异常血管巢及粗大引流静脉引流至上矢状窦;B.为 2D - TOF MRA,对显示异常血管巢及粗大引流静脉引流至上矢状窦较有优势。

2.相位对比 MRA(PC MRA)法

(1)成像原理:利用流动所致的宏观横向磁化矢量(Mxy)的相位变化来抑制背景、突出血管信号的一种方法。在层面选择梯度与读出梯度之间施加两个大小和持续时间完全相同,但方向相反的梯度场即双极梯度场。对于静止的质子群,两个梯度场作用抵消,在 TE 时刻相位回归,并形成回波;而流动的质子群由于在两次施加梯度场时位置发生改变,在 TE 时刻相位离散,因此两种组织间形成相位差异,产生相位对比。PC MRA 技术可以分为二维(2D)PC MRA 和三维(3D)PC MRA。PC MRA 优点主要为背景组织抑制好,有助于对小血管的显示,其缺点为成像时间较长。

（2）临床应用：PC MRA 应用较 TOF MRA 为少，主要用于静脉病变的检查。当有脑出血存在时为了消除出血的干扰可选用本技术成像（图4-6-3）。

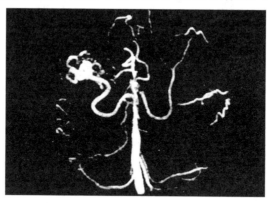

图4-6-3　3D-PC MRA 技术在脑 AVM 诊断中的应用

右侧颞叶 AVM，PC MRA 可清晰显示异常血管巢、粗大的引流至上矢状窦的静脉，另对正常小静脉及矢状窦均显示满意，且背景抑制较好。

3.新鲜血液成像（FBI）　2000年 Miyazaki 提出新鲜血液成像 FBI 的概念，即为心电触发短同波间隙的三维半傅里叶快速自旋回波序列，利用收缩期与舒张期的减影，消除背景组织与静脉信号，获得独立的动脉信号。2003年 Miyazak 进一步提出改变相位编码方向，使读出梯度场方向平行于血液方向，并在读出梯度场方向上加上流动扰相梯度脉冲，即流动扰相新鲜血液成像（FS-FBI）。它利用血液的长 T_1 特性采用单次激发快速自旋回波（FASE）序列心电门控双期采集，心脏舒张期动静脉血流速慢，均表现为"亮血"，而心脏收缩期动脉血流速增快为"黑血"，静脉血流速变化不大仍表现为"亮血"，对收缩期与舒张期进行减影，可获得独立动脉图像。流动扰相脉冲实现动静脉流速差别最大化冠状面采集，扫描时间大大缩短，更有利于高分辨率采集采用减影技术，有效实现动静脉分离和背景抑制，从而有利于外周肢端流速差别小的血管显示。

4.对比增强 MRA（CE-MRA）

（1）成像原理：利用对比剂使血管内血液的 T_1 值明显缩短，短于扫描区的其他组织，在超快速 T_1WI 上血液呈显著的高信号，而血管外其他组织则呈相对明显低信号，二者产生了信号强度的显著差异，因此达到衬托血管的造影效果：一般采用对比剂（常用 Gd-DTPA）经肘前静脉团注法来实现，对于下肢静脉、髂静脉或下腔静脉，检查时最好采用足背部浅静脉为入路。常选择减影技术来抑制背景脂肪组织信号,提高造影血管中的血液信号。对采集的原始图像,常采用 MIP 来重建出 CE－MRA 图像。

(2)临床应用:CE－MRA 应用较为广泛,主要用于:①确定常规 MRA 难以确定的动静脉管腔狭窄,如脑动脉狭窄、静脉窦血栓等,尤其是在血管走行曲度过大而易产生假阳性段的血管;②对于蛛网膜下隙出血患者,当常规 MRA 阴性时,加做 CE－MRA 可弥补常规 MRA 对少部分动脉瘤漏诊之不足;③主动脉夹层术前破裂口的寻找;④肺动脉栓塞的肺动脉成像;⑤腹主动脉瘤及肾动脉狭窄、肠系膜血管畸形等的造影检查;⑥门静脉高压及其侧支循环的检查;⑦四肢血管病变如动脉炎、假性动脉瘤、动静脉畸形、深静脉血栓等的检查。

六、MR 水成像

1.成像原理　人体的一些管道结构内充盈着水样成分(如胆道内胆汁、尿道内尿液、内耳内淋巴液、椎管内脑脊液等),水具有长 T_1 特性,其 T_2 值远远大于其他组织。如果采用 T_2 权重很重的 T_2WI 序列,即选用很长的 TE(500ms 以上),其他组织的横向磁化矢量几乎完全衰减,而水由于 T_2 值很长仍然保持较大的横向磁化矢量,其图像信号主要来自于水样成分,从而获得充盈水的管道结构的图像。常采用 FSE/TSE 或单次激发 FSE/TSE T_2WI 序列以及 Balance SSFP 类序列。利用二维或三维采集水成像原始图像后,常通过 MIP 进行后处理重建图像。

2.临床应用　实际临床应用中,单纯依靠人体内某结构的 MR 水成像多数情况下是不能作出完整的诊断的,一定要结合原始单层图像与常规 MRI 来分析以减少漏诊或误诊。

(1)MR 胰胆管成像(MRCP):MRCP 是最常用的 MR 水成像之一,主要用于:①确定有无胆道或胰管梗阻以及梗阻的程度;②确定胆道或胰管梗阻的详细部位,如肝内或肝外胆管梗阻、胰管的胰腺头部或体部梗阻等;③作出肯定的或可能的梗阻病因学诊断,如结石、良性或恶性肿瘤、炎症等。

(2)MR 尿路水成像(MRU):主要用于:①确定有无尿路积水以及积水的程度;②确定尿路梗阻的详细部位,如输尿管上、中或下段梗阻等;③作出肯定的或可能的梗阻病因学诊断,如结石、良性或恶性肿瘤、炎症狭窄、肾盂输尿管发育异常(双肾盂双输尿管畸形、UPJO 等)、先天性巨输尿管症等。

(3)MR 内耳水成像:主要用于耳显微外科疾病的诊断,可直观而清晰地显示内耳膜迷路与内听道的精细结构和解剖位置关系,可在术前为内耳显微外科手术提供可靠的解剖信息,但不适合耳蜗移植术后的复查。

(4)MR 椎管水成像(MRM):主要用于显示椎管和神经根鞘内的脑脊液形态,对诊断椎管梗阻的部位、范围、硬膜囊受压的程度和脊髓膨出有一定的价值。

七、功能磁共振成像

广义的功能磁共振成像(fMRI)包括扩散加权成像(DWI)、扩散张量成像(DTI)、灌注加权成像(PWI)、磁敏感加权成像(SWI)、磁共振波谱分析(MRS)及血氧水平依赖成像(BOLD)。狭义的 fMRI 仅指 BOLD。现简要分述如下:

1.DWI

(1)基本原理:人体组织内水分子随机的热运动,即布朗运动,又称为水分子扩散。当施加扩散敏感梯度场时水分子扩散将引起横向磁化矢量的失相位,导致 MR 信号减低。衰减的程度依赖于水分子的表观扩散系数(ADC)ADC(mm^2/s)和 b 值(s/mm^2)的大小。水分子扩散的敏感度取决于扩散敏感系数(b 值),b 值越高则对水分子扩散越敏感,组织信号衰减越明显,但 DWI 信噪比(SNR)降低。DWI 信号强度与 ADC 图信号强度相反。

(2)临床应用:DWI 最常用于颅脑疾病的检查。主要用于:①诊断超急性期或急性期脑梗死,该期病灶 DWI 上呈明显高信号;②从常规 MRI 显示的多发性脑梗死中区别出急性病灶,DWI 上急性病灶呈明显高信号而陈旧性病灶则表现为较低信号;③提高脑脓肿准确诊断的信心,脓肿的脓液在 DWI 上呈明显高信号,而肿瘤性病变内部液化区常呈低信号;④与 PWI 联合应用评价脑梗死的梗死核心区与半暗带的范围,为临床治疗方案的选择提供依据;⑤为体部脏器脓肿的诊断提供依据,如肝脓肿、软组织深部脓肿等,脓液在 DWI 上呈明显高信号,有别于肿瘤的液化坏死区呈低信号;⑥全身 DWI(WB-DWI)也称为类 PET 技术,主要用于血液系统肿瘤的评价及恶性肿瘤的全身评价。

2.DTI

(1)基本原理:是一种用于描述水分子扩散方向特征的 MRI 技术。其主要的成像参数为本征向量γ和本征值λ。每个本征向量对应一个本征值,如果一个方向上的本征值大于其他 2 个方向的本征值,则该向量为主要扩散方向。通常使用的矢量具有 3 个成分,而张量则具有 9 个成分,因此张量可以被排列成一个矩阵。张量可以对水分子的扩散运动进行更加精确的描述,要采集张量的数据就需要对人体进行张量成像(DTI)。扩散张量成像,是指在 DWI 的基础上施加 6~55 个非线性方向的梯度场获取扩散张量成像。与 ADC 不同的是,DTI 需要在 6 个非线性、非同一平面内变换方向,而且 b 值为非零。DTI 可用于观察白质纤维束各向异性的扩散,但难以显示白质纤维束各向异性的扩散方向和空间关系。采用特殊设计的方法,如彩色编码的 FA 图和白质纤维束成像术,即可观察白质纤维束的走行方向和空间关系。

(2)临床应用:主要用于脑白质纤维束示踪成像技术,应用 DTI 数据选择专用的软件可以建立扩散示踪图,来描述白质纤维束的走行形态。临床用于:①脑梗死区白质纤维受损程度的评价;②脑肿瘤对白质纤维束侵犯的手术前或放化疗后的评价。

3.PWI

(1)基本原理:灌注过程是指血流从动脉向毛细血管网灌注然后汇入静脉的过程。PWI 常用 Gd-DTPA 对比剂作为示踪剂。用对磁化率效应敏感的梯度回波成像序列进行检测时不难发现组织内 Gd-DTPA 的分布和浓聚情况。可获得时间-浓度变化线性相关的曲线。定量观察到脑血容量(CBV)、脑血流量(CBF)、平均通过时间(MTT)和相对局部血容量(rrCBV)。

(2)临床应用:①脑梗死后的推测、脑梗死的溶栓治疗效果等,如当 DWI<PWI 时(范围比较),因为 DWI 所显示异常区域可能代表梗死核心,而 PWI 所显示者可能包括了梗死核心和半影区,提示积极治疗可能减少最终梗死的范围;当 DWI>PWI 时,常见于已出现再灌注的患者,不需要溶栓治疗。②脑肿瘤的定性诊断和胶质瘤级别的评估。③用于评价癫痫、Alzheimer 病(AD)等疾病,研究认为发作间期颞叶癫痫患者其内侧颞叶低灌注、AD 患者的淀粉样斑块影响血流调节等。

4.SWI

(1)基本原理:SWI 是通过三维采集、完全流动补偿的高分辨力的薄层重建的梯度回波序列来完成的,运用分别采集强度数据和相位数据的方式,并在此基础上进行数据的后处理,可将处理后的相位信息叠加到强度信息上,更加强调组织间的磁敏感性差异,形成最终的 SWI 图像。

(2)临床应用:SWI 充分显示组织之间内在的磁敏感特性的差别,如显示静脉血、出血(红细胞不同时期降解成分)、铁离子等的沉积等。目前主要应用于中枢神经系统。具体应用有:①脑创伤的弥漫性轴索损伤(DAI)诊断,显示 DAI 伴发出血;②脑微灶性出血诊断;③小血管畸形诊断,如毛细血管扩张症、静脉瘤、海绵状血管瘤及脑三叉神经血管瘤病(斯特奇-韦伯综合征)等病变的检出明显优于常规MRI;④可更好地显示脑梗死伴发出血及梗死区域小静脉的情况;⑤一些退行性神经变性疾病在病理上表现为某些神经核团中铁的沉积增加,如亨廷顿病、帕金森病、多系统萎缩、阿尔茨海默病、多发性硬化、肌萎缩侧索硬化及某些血液系统疾病等均能造成脑内铁质异常沉积;⑥观察脑肿瘤的静脉引流、肿瘤内微血管形成和合并微出血的情况,从而有助于肿瘤的分期。

5.MRS

(1)基本原理:加在原子核上的强磁场对所测原子核周围的电子及相邻原子中的电子都会产生影响,所以外加磁场对电子的作用会引起原子核位置的微小变化,即所谓的"化学位移",以 ^1H 或 ^{31}P 为对象行频谱检查,将得出 ^1H 或 ^{31}P 的频谱。MRS 是由一组窄峰组成的波谱,谱线的横轴代表化学位移,即频率,所能探测到的化合物表现为在一个或几个特定频率上的峰,它代表一个频率的微小改变与整个实验的共振频率之间的比例,用"百万分之一"(ppm)表示;纵轴是化合物的信号强度,各窄峰面积的大小与所测定原子核的数量成正比,也可理解为峰高度和峰下面积与该化合物的浓度成正比。目前用于临床的 MRS 主要是 ^1H 和 ^{31}P 的波谱,以 ^1H 质子 MRS 应用于颅脑的较广泛。颅脑 ^1H MRS 可监测的最常研究的代谢物有:①N-乙酰天门冬氨酸(NAA):脑组织神经元标志,波峰 2.0ppm(1ppm $= 10^{-6}$);②乳酸(Lac):无氧酵解启动的标志,波峰 1.3ppm,正常见不到;③胆碱(Cho):主要含有磷酸甘油胆碱和磷酸胆碱,两者都参与细胞膜的合成和降解,波峰 3.2ppm;④肌酸(Cr):存在于神经元及胶质细胞中,参与细胞的能量代谢,反映细胞的能量利用和储存,为能量代谢标志物,其浓度在各种状态包括病理状态下量化相对恒定,常被作为参照物。

(2)临床应用:以用于颅脑的 ^1H MRS 检查最为常见,主要用于:①癫痫研究:如颞叶海马硬化时,NAA 下降,Cho 升高。②脑胶质瘤级别评价:肿瘤级别越高,Cho/NAA 值越大。③脑内脑外肿瘤鉴别:脑外肿瘤,NAA 缺乏,如脑膜瘤等;而脑内肿瘤,NAA 可检测到,如胶质瘤等。④肿瘤复发、放射性坏死及胶质增生的鉴别:肿瘤复发 Cho 明显增高、NAA 明显下降等,多数会出现 Lac 峰;胶质增生 Cho 有所升高,NAA 下降;放射性脑坏死 Cho、NAA、Cr、Lac 均明显下降或消失。⑤Alzheimer's病研究:早期诊断困难,而早期 AD 的海马和顶枕区 NAA 下降。⑥急性期脑梗死研究:超急性期(0~6h)在脑缺血后数分钟即可显示 Lac 升高,此时无明显 NAA 变化;1~2W 稳定期,多数病例 NAA 下降;>2W 进入慢性期NAA 将逐渐平稳或上升。⑦缺血缺氧性脑病:正常新生儿看不到 Lac 峰,而缺血缺氧性脑病病变区出现 Lac 峰。CO 中毒脑缺氧病变区出现 Lac 峰,NAA 下降,动态鉴别 NAA 和 Lac 峰对临床疗效的判定有一定价值。

6.BOLD

(1)成像原理:任务态 fMRI 是给予不同的活动刺激后,如手动、声音、光、色、针灸穴位等,相应的脑皮质局部血流量会明显增加,氧合血红蛋白水平升高而去氧血红蛋白的水平降低。去氧血红蛋白是种顺磁性物质,在用于对 T_2^* 敏感的 MRI 成像序列时,因成像体素内失相位的原因,可造成局部信号降低,因此,总的结果出现相应的脑皮质局部信号升高,从而获得 BOLD 图像。这种活动刺激是通过 fMRI 实验设计来完成,包括组块设计、事件相关设计及混合设计三大类。近年来,静息态 fMRI(rfMRI)研究因为具有检测操作简单的优势,故正在迅猛发展,有着良好的临床应用前景。rfMRI 是基于种子点的相关分析,分析的内容很多,其中最基本的也是最常用的是功能连接分析,研究功能上相互关系的脑区表现为时间序列信号具有较高的相关度,具体方法是选择一个或多个感兴趣区作为种子点,提取该区域的时间序列信号作为刺激函数,分析其与其他脑区的相关性。

(2)临床应用:目前 BOLD 用于以正常人为研究对象进行研究的较多,用于疾病研究的较少。主要用于:①可能涉及脑功能区的手术前,BOLD 技术可预先了解脑功能区受损情况及采取何种手术入路以尽可能减少手术损伤相应的功能区的机会;②针灸穴位的优化选择;③临床戒毒效果的评价;④记忆的研究等。

八、磁共振弹性成像

1.成像原理　　从工程学角度,触诊实际上是评价人体组织对抗变形的物理特性,这种特性称为弹性模量。正常组织与病理组织相比,两者的弹性存在较大差异。近年来,一些研究者开始致力于探索组织的弹性成像,即采用影像方法显示或测量组织的弹性模量。磁共振弹性成像(MRE)作为一种新的能直观显示和量化组织弹性的非侵入性成像方法显示出了良好的研究和应用前景,使"影像触诊"成为可能,弥补了临床医生触诊的局限性。

MRE 的脉冲序列以梯度回波序列为基础,在 X、Y/或 Z 轴上施加运动敏感梯度(MSG)。MSG 是一系列极性振荡梯度,其频率可以调节,并与激发器产生的剪切波频率一致,且两者保持同步。通常 MSG 的方向与质点运动的方向平行,而与波传播的方向垂直。当 MSG 存在时剪切波传播所致质子自旋的周期性移动可使接收信号中产生周期性相位位移。从测得的相位位移就能计算出每个体素的移位值,直接显示介质内机械波的传播。每个像素的信号代表运动速度的矢量。通过在多个周期内重复采集,可获得累积相位位移,因此对周期性的微小位移非常敏感。

2.临床应用　　目前处于初步临床研究阶段,主要应用于乳腺、脑、前列腺、肌肉等。在乳腺方面的应用相对较成熟,在乳腺癌患者病变部位显示了局灶性剪切模量增高区域,其平均值比周围乳腺组织的平均值高 4.18 倍。MRE 也为研究脑组织的生物力学特性提供了新的方法,脑白质的平均剪切模量是 14.6kPa,而脑灰质为 6.43kPa,两者差异有统计学意义,而剪切模量与年龄间未见相关性。MRE 对脑外伤和脑肿瘤也具有潜在的应用价值。

第七节　MRI 检查适应证

一、中枢神经

MRI 在中枢神经系统中应用最为广泛,颅脑和脊柱扫描约占全部磁共振扫描的 70%,且效果最佳。多方位成像有利于解剖结构和病变的显示及空间立体定位;血管流空现象在不使用对比剂的情况下,可观察病变与血管的关系及血管性病变;对脑干、幕下区、枕大孔区、脊髓和椎间盘病变的显示明显优于 CT 检查。

1.颅内肿瘤　由于 MRI 具有多参数和多方位成像、图像对比清晰和组织分辨率高的优点,对肿瘤的定位和定性诊断更加准确。在显示肿瘤,尤其是垂体瘤、听神经瘤、脑膜瘤和多发小转移瘤方面优于 CT 检查;MRI 因无骨伪影干扰,在检查后颅窝、颅底和头顶部时明显优于 CT;应用扩散、灌注和 MRS 在判断肿瘤的良恶性、瘤周浸润等方面价值较高。

2.脑血管病变

(1)脑梗死:发现病灶较 CT 更早、更准确,尤其应用扩散、灌注及 FLAIR 序列,大大提高了诊断的敏感性和特异性,可在发病 30min 后发现病灶。

(2)脑出血:对急性期脑实质、蛛网膜下隙及硬膜下腔出血 MRI 均不如 CT,但在显示亚急性期和慢性期出血方面优于 CT。

(3)脑动脉瘤、血管畸形:对脑动脉瘤、动静脉畸形、海绵状血管瘤、烟雾病、颈动脉海绵窦瘘、静脉畸形和静脉窦及脑静脉闭塞诊断价值较高。

3.颅脑外伤　MRI 对颅骨骨折显示不如 CT,但对脑挫伤的诊断较 CT 更为敏感。

4.颅内感染和炎性病变　MRI 在这方面的显示优于 CT,尤其是病变累及脑膜时。

5.先天性颅脑畸形、脑白质病及变性疾病、脑退变和理化损伤　MRI 显示均十分满意,明显优于 CT。

6.椎管内病变　对肿瘤、脊髓空洞症、感染、脊髓先天性畸形及动静脉畸形诊断价值远高于 CT。

二、五官与颈部

（1）五官和颈部结构复杂，由于 MRI 具有多方位成像、组织分辨率高和无骨伪影的特点，在病变的定位和定性方面明显优于 CT。

（2）MRI 具有的流空效应在区别血管断面和淋巴结方面价值较高。

（3）MRI 适合眼部占位病变、炎症、外伤和视网膜病变的检查，对视网膜脱离、黑色素瘤具有特征性表现，并可清晰显示视神经全貌。

（4）水成像技术可清晰显示内耳前庭、耳蜗及半规管，对先天性发育异常诊断价值较高，还可用于内听道肿瘤的诊断。

（5）对鼻窦病变可作出定性诊断，对鼻咽癌、上颌窦癌的早期诊断、累及范围及鉴别鼻咽癌放疗后肿瘤复发和纤维瘢痕有重要作用。

（6）对喉部和颞颌关节病变诊断价值较高。

（7）MRI 在区别甲状腺实性肿瘤和囊肿、胶样囊肿和出血囊肿方面，以及显示较小的甲状旁腺肿瘤方面较为敏感。

三、胸部

（1）肺部病变：

①磁共振对肺癌病灶本身的显示不如 CT，但在肺癌分期方面具有优势，因为 MRI 显示纵隔和肺门淋巴结及肺癌胸膜胸壁侵犯效果较佳。

②MRI 能清楚地区分肿瘤与不张肺组织的分界以及放疗后纤维化与局部复发。

③血管流空效应对鉴别血管性和非血管性病变方面具有优势，尤其对肺动静脉瘘、肺隔离症诊断价值高。

④肺部为含气器官，MRI 上呈无信号，故应用受限。对肺气肿、肺大疱、气胸和支气管扩张无诊断价值，对肺部感染、肺内小病灶、钙化灶及弥漫性病变的显示不如 CT。

（2）纵隔病变：MRI 在显示纵隔病变及其定位、定性诊断，在鉴别肿瘤的侵袭性与非侵袭性方面优于 CT。对恶性淋巴瘤放疗后疗效评价帮助较大。

（3）胸膜病变：MRI 对显示胸膜占位、区分胸腔积液性质优于 CT，但对胸膜肥厚、粘连和钙化的显示不如 CT。

（4）由于 MRI 具有多方位成像，在鉴别肺内外、纵隔内外及隔上下病变方面具有优势,对确定病变的起源大有帮助。

四、心血管系统

MRI 在心血管系统检查中的优势主要为无创性、无放射性辐射损伤及无须注射含碘对比剂,安全性高,不仅多方位成像,同时又具有血管流空效应,可提供心脏和大血管的解剖和病理解剖细节;在显示复杂的结构异常时较二维超声心动图和心血管造影更具优势;结合心脏电影对心功能进行全面而准确的评估;通过血流定量技术可测得血流速度和血流量;采用心肌灌注和延迟强化在评价存活和无活性的心肌方面具有优越性。

1.大血管病变   MRI 对动脉瘤、主动脉夹层、大血管狭窄和闭塞性病变诊断价值较高。

2.先天性心脏病   MRI 对房、室间隔缺损,主动脉、肺动静脉异常,动脉导管未闭和法洛四联症等均可清楚显示,并可直接显示心腔大小和心壁厚度的改变;心脏电影在评价血流的异常分流和反流方面价值较高。

3.冠心病   MRI 不仅对冠心病诊断帮助较大,而且对粥样硬化斑块的成分及其稳定性的评价更具临床意义,并对心肌梗死、室壁瘤和心腔内血栓诊断价值较高,另可评价心功能、心肌血流灌注和心肌缺血及心肌活力等。

4.心肌病变   对原发性心肌病诊断价值高,可鉴别肥厚性心肌病和扩张性心肌病,MRI 可直接显示心肌纤维、测量心腔大小和室壁厚度等;因继发性心肌病的原发病变不同,故心肌信号的变化亦各有所异。

5.心脏瓣膜病   不仅可清楚地显示风湿性心脏病瓣膜改变,而且可显示前负荷增加所引起的继发性改变。通过 MRI 电影技术和相关软件并可对血流方向、血流速度及血流量等进行测定。

6.心脏肿瘤   在心脏原发性和继发性肿瘤诊断方面价值较高,优于 CT 检查,并对肿瘤侵犯心包、心肌,累及大血管显示较优越。

7.心包病变   对心包先天性变异,心包增厚、积液及肿瘤有较高的诊断价值。

五、腹部

MRI 对腹部大多数病变组织的定性优于 CT,对肝内外、胆管内病变的显示明显优于 CT,对脂肪肝诊断的敏感性优于 CT;在急腹症中,CT 检查作为首选,但考虑为胆管结石或胆源性胰腺炎时应首先行 MRI 检查;对腹部外伤多行 CT 检查。

1.肝脏病变   MRI 因具有很高的软组织分辨力,并能多角度、多序列成像,在肝脏病变的定位和定性诊断方面,特别对肝癌和肝海绵状血管瘤的鉴别诊断帮助很大。

2.胆系病变　MRI对胆系结石和炎症、肿瘤及瘤样病变诊断价值较高,尤其是磁共振胰胆管成像(MRCP),不仅无创、无放射性和不使用对比剂,而且可三维成像多角度观察胆管和胰管,又可显示胆管周围的组织信息,因此目前 MRCP是胆系,尤其是梗阻性黄疸患者最有诊断价值的检查方法。

3.胰腺病变　无创性MRCP检查对胰管的显示价值较高,优势十分明显,在诊断上可完全取代有创的 ERCP检查。

MRI对胰腺疾病的诊断具有较高的敏感性和特异性,尤其在显示肿瘤、判断肿瘤外侵范围和血管受累、周围淋巴结转移方面优于CT;其动态增强扫描有助于小胰腺癌和胰岛细胞瘤的检出;MRI的多方位成像结合 MRCP对慢性胰腺炎和胰腺癌的鉴别诊断价值较高;但 MRI对有胰石、钙化的慢性胰腺炎检查的敏感性不如 CT。

4.脾脏病变　虽然 T_2WI 对脾脏病变显示敏感性较高,但由于在 T_2WI 上脾本身为稍高信号,而脾肿瘤多表现为高信号,此时应多加注意。单纯性的脾肿大 MRI信号强度和均匀度均无改变。

5.胃肠道和腹膜腔病变　由于 MRI图像空间分辨率较低,故对胃肠道病变的显示和诊断多不如 CT,对胃肠道黏膜、小肿瘤和溃疡难以显示,但对直肠癌术后复发诊断价值较高。

6.腹膜后病变　主要用于腹膜后肿瘤和常见的大血管病变的诊断,对确定部分肿瘤性质方面优于 CT,因其对病变的组织成分特征的敏感性较高,但对腹膜后间隙的筋膜显示不如 CT。

7.肾上腺病变　由于 MRI图像组织分辨力高,对组织成分敏感性高,所以在肿瘤的定性诊断方面价值较高,但是在显示肿瘤和肾上腺增生方面不如 CT。

六、泌尿生殖系统

MRI在泌尿系统的应用优于 CT,能清楚地显示肾、输尿管、膀胱、前列腺及子宫等组织结构,并对确定病变的组织成分和内部结构均有较高的价值;对泌尿系统肿瘤、畸形、炎症、梗阻及血管性疾病诊断价值较高,在肿瘤分期、肿瘤复发、监测肾移植后排斥反应等方面明显优于 CT。另外磁共振尿路水成像对尿路梗阻可明确诊断。但 MRI对肾外伤和泌尿系结石不如 CT敏感。

MRI在生殖系统的应用也优于 CT,对前列腺增生和前列腺癌的鉴别诊断明显优于 CT 检查,特别对于位于被膜内病灶小的前列腺癌的诊断和肿瘤范围的评价,对子宫内膜癌、宫颈癌、子宫平滑肌瘤、子宫内膜异位及卵巢癌的诊断和分期明显优于 CT 检查;MRI 多方位、多参数和多序列的成像,也有助于病变的发现、起源和组织成分的确定,并对病变的定性有重要的参考价值。

七、骨骼与软组织

MRI 对组织分辨力高的优势在骨骼和软组织病变中表现最为明显。因为不同组织具有不同的弛豫参数和质子密度,使 MRI 图像具有良好的天然对比,能清楚显示骨、关节和软组织解剖结构并能显示 CT 无法显示或显示不佳的关节软骨、韧带、肌腱等组织结构和软组织水肿、变性及骨髓病变等病理变化。

MRI 是评价关节软骨损伤、剥脱性骨软骨炎、早期股骨头缺血性坏死、骨髓挫伤和浸润、血液病骨骼系统的累及和软组织肿瘤等病变的首选和最佳检查方法,明显优于 CT 检查。但对骨折、死骨、骨质疏松和增生等改变的显示不如 CT 敏感。

八、乳腺

由于 MRI 特制乳腺线圈的使用,能清楚地显示乳腺的微细结构。对乳房小、乳腺组织致密、病变部位深、明确病灶数目诊断价值较高,并在鉴别乳腺局限性结构紊乱和实质性肿块、良性和恶性肿瘤、恶性肿瘤和瘢痕组织及复发癌中有较大帮助,另外可检查植入假体附近的癌瘤。

第八节　MRI 对比剂的应用

一、使用磁共振对比剂的目的

虽然 MRI 具有较高的组织分辨力,又可通过多种不同的序列和技术参数以产生良好的对比度,但在某些情况下,仅行 MRI 平扫检查难以提供必要的诊断和鉴别诊断依据,此时需向静脉内快速注射对比剂采用增强扫描的方法来扫描。主要目的为:①提高组织之间、组织与病变之间的对比度和图像信噪比,有助于病变的检出;②根据病变的不同增强形式和类型,有利于病变的定性;③提高磁共振血管造影的图像质量;④应用组织和器官的特异性对比剂,使该对比剂进行选择性分布,可明显提高病变的检出率和定性诊断的准确率。

二、磁共振对比剂的作用原理

MRI 对比剂本身不产生信号,而是通过影响质子的弛豫时间,可选择性地增加或减低组织的信号强度,通过人工对比的方法达到提高组织对比度的目的。

三、磁共振对比剂的分类

可从不同角度进行分类:①按对 T_1、T_2 的作用:分为 T_1 加权对比剂和 T_2 加权对比剂。②按渗透压高低:分为离子型(高渗)对比剂和非离子型(等渗或高渗)对比剂。③按对信号强度的影响:分为阳性对比剂和阴性对比剂。一般 T_1 加权对比剂为阳性对比剂,而 T_2 加权对比剂为阴性对比剂。④按其在体内的生物分布特点:分为非特异性和特异性对比剂,前者为细胞外间隙对比剂,主要由肾脏排泄故又称肾性对比剂;后者选择性分布于某些器官和组织,不经过或仅部分经过肾脏清除,故称非肾性对比剂。⑤按对物质的磁化作用:分为顺磁性、超顺磁性、逆磁性(抗磁性)和铁磁性对比剂。⑥按分布和用途:分为血池、胃肠道、肝胆系统、网状内皮系统、肿瘤定向对比剂。目前大部分使用的是顺磁性和超顺磁性对比剂。

四、离子型非特异性细胞外液对比剂

目前最常用的 MRI 对比剂为离子型非特异性细胞外液对比剂,即钆喷替酸葡甲胺(Gd-DTPA)。其主要临床应用在:①脑和脊髓病变,Gd-DTPA 可通过受损的血脑屏障进入病变组织,如肿瘤、炎症、梗死等。病变是否增强,以及增强程度因血脑屏障破坏程度及病变血供的多少而异,有助于发现病变和病变的鉴别诊断。②垂体腺瘤和微腺瘤的检查。③脑膜病变的诊断。④脑灌注加权成像主要用于急性脑缺血和肿瘤等病变。⑤心脏灌注加权成像主要用于心肌缺血和心肌活性的评价。⑥腹、盆腔脏器和乳腺的动态增强扫描。⑦对比增强 MRA(CE-MRA),提高磁共振血管造影的图像质量。⑧提高全身其他部位病变的检出率和定性诊断的准确率。

Gd-DTPA 安全有效且价格适中,其安全系数(半数致死量/有效剂量)高达200(碘对比剂安全系数为 8~10),不良反应发生率很低,为 1.5%~2.5%。严重不良反应表现为呼吸困难、血压降低、支气管哮喘、肺水肿,甚至死亡,其发生率极低,为百万分之一至百万分之二。Gd-DTPA 不良反应的高危因素及其预防和处理均与碘对比剂相仿。

为了进一步提高 MRI 对比剂的安全性和效能,新型对比剂不断被研发和应用:①非离子型细胞外液对比剂:其渗透压低,更加安全。②单核-巨噬细胞系统特异性对比剂:对小肝癌的检出敏感性接近经肝动脉CT扫描(CTHA),特异性高于CTHA;另在诊断肝硬化结节和局灶性结节增生并与肝癌鉴别等方面优势明显。③肝细胞特异性对比剂(靶向对比剂):对提高肝脏肿瘤的检出率、明确肿瘤是否肝细胞来源诊断价值较高,还可进行肝脏磁共振功能成像。④血池性对比剂:主要用于灌注加权成像和对比增强MRA。

第九节　MRI检查的安全性

进行MR检查或在MR环境下工作,不发生电离辐射损伤,同时也无明确长期损伤的相关报道。然而,在MR环境下工作以及进行检查的患者,依然存在潜在风险。应通过明文规定,对在该环境下的人员进行约束,MR的工作人员更应熟知相关的安全条例。

下列情况为绝对禁忌证,不宜进行磁共振检查:①戴有心脏起搏器、神经刺激器、人工金属心脏瓣膜等的患者;②戴有动脉瘤夹者(非顺磁性如钛合金除外);③有眼内金属异物、内耳植入物、金属假体、金属假肢、金属关节、体内铁磁性异物者;④妊娠3个月内的早期妊娠者;⑤重度高热患者(一般39℃)。

下列情况为相对禁忌证,经适当处置可进行磁共振检查:①体内有金属异物(金属植入物、义齿、避孕环)、胰岛素泵等患者如必须进行MR检查,应慎重或取出后行检查;②危重患者需要使用生命支持系统者;③癫痫患者(应在充分控制症状的前提下进行MR检查);④幽闭恐惧症患者,如必须进行MR检查,应在给予适量镇静剂后进行;⑤不合作患者如聋哑人、小儿,应在给予适量镇静剂后进行;⑥孕妇和婴儿应征得医生、患者及家属同意后再行检查。

第五章　脑与脑血管 CT 诊断

急性期脑血管疾病(CVD)以脑出血和脑梗死多见,CT 和 MRI 诊断价值大;动脉瘤和血管畸形则须配合 DSA、CTA 或 MRA 诊断。

一、脑出血

(一)病因病理和临床表现

脑出血是指脑实质内的出血,依原因可分为创伤性和非创伤性,后者又称原发性或自发性脑内出血,多指高血压、动脉瘤、血管畸形、血液病和脑肿瘤等引起的出血,以高血压性脑出血常见,多发于中老年高血压和动脉硬化患者。出血好发于基底节、丘脑、脑桥和小脑,易破入脑室。血肿及伴发的脑水肿引起脑组织受压、软化和坏死。血肿演变分为急性期、吸收期和囊变期,各期时间长短与血肿大小和年龄有关。

(二)诊断要点

呈边界清楚的肾形、类圆形或不规则形均匀高密度影,周围水肿带宽窄不一,局部脑室受压移位。破入脑室可见脑室内积血。

1. 急性期　表现为脑内密度均匀一致的高密度灶,以卵圆形或圆形为主,CT 值为 50~80HU。

2. 吸收期　始于 3~7 天,可见血肿周围变模糊,水肿带增宽,血肿缩小并密度减低,小血肿可完全吸收。

3. 囊变期　始于 2 个月以后,较大血肿吸收后常遗留大小不等的囊腔,伴有不同程度的脑萎缩。

(三)鉴别诊断

需与脑外伤出血相鉴别,结合外伤史可以鉴别。

(四)特别提示

血肿不同演变时期 CT 显示的密度不同,容易误诊,应密切结合临床。

二、脑梗死

(一)病因病理和临床表现

脑梗死包括缺血性和出血性脑梗死及腔隙性脑梗死。

1. 缺血性脑梗死　是指脑血管闭塞导致供血区域脑组织缺血性坏死。其原因有:①脑血栓形成,继发于脑动脉硬化、动脉瘤、血管畸形、炎性或非炎性脉管炎等;②脑栓塞,如血栓,空气、脂肪栓塞;③低血压和凝血状态。

2. 出血性脑梗死　是指部分缺血性脑梗死继发梗死区内出血。

3. 腔隙性脑梗死　系深部髓质小动脉闭塞所致,为脑深部的小梗死,在卒中病变中占 20%,主要好发于中老年人,常见于基底核、内囊、丘脑、放射冠及脑干。

(二)诊断要点

1. 缺血性梗死　CT 示低密度灶,其部位和范围与闭塞血管供血区一致,皮髓质同时受累,多呈扇形,基底贴近硬膜。可有占位效应。早期改变,常发生于颅底大动脉主干,表现为其中一段动脉密度增高,称为致密动脉征(图 5-1)。2~3 周时可出现"模糊效应",病灶变为等密度而不可见。增强扫描可见脑回状强化。1~2 个月后形成边界清楚的低密度囊腔。

2. 出血性梗死　CT 示在低密度脑梗死灶内,出现不规则斑点、片状高密度出血灶,占位效应较明显。

3. 腔隙性梗死　CT 表现为脑深部的低密度缺血灶,大小为 5~15mm,无占位效应。

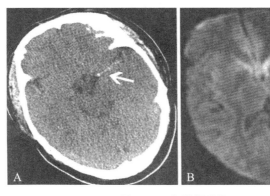

图 5-1　急性期脑梗死

男性患者,35 岁,突发失语、右侧偏瘫 3 小时。A.CT 显示左侧大脑中动脉 M1 段密度增高(箭);B.MRIDWI 显示左侧颞叶大片急性脑梗死(箭)。

（三）鉴别诊断

1. 胶质瘤　应与胶质瘤相关鉴别。

2. 脑炎　结合病史和临床症状及实验室检查可鉴别。

（四）特别提示

CT 对急性期及超急性期脑梗死的诊断价值不大，应行 MRI 弥散加权扫描。病情突然加重时应行 CT 复查，明确有无梗死后出血即出血性脑梗死，以指导治疗。

三、动脉瘤

（一）病因病理和临床表现

动脉瘤好发于脑底动脉环及附近分支，是蛛网膜下腔出血的常见原因。发生的主要原因是血流动力学改变，尤其血管分叉部血液流动对血管壁形成剪力及搏动压力，造成血管壁退化。动脉粥样硬化也是常见因素。另外，其常与其他疾病伴发，如纤维肌肉发育异常、马方综合征等。按形态可分为常见的浆果形、少见的梭形及罕见的夹层动脉瘤。浆果形的囊内可有血栓形成。

（二）诊断要点

分为三型：Ⅰ型无血栓动脉瘤，平扫呈圆形高密度区，均一性强化；Ⅱ型部分血栓动脉瘤，平扫中心或偏心处高密度区，中心和瘤壁强化，其间血栓无强化，呈"靶征"；Ⅲ型完全血栓动脉瘤，平扫呈等密度灶，可有弧形或斑点状钙化，瘤壁环形强化。

（三）鉴别诊断

1. 脑膜瘤　与脑膜宽基相接。

2. 脑出血　结合病史及临床症状。

（四）特别提示

CTA 对动脉瘤显示价值重大，可以立体旋转观察载瘤动脉、瘤颈及其同周围血管的空间关系。

四、脑血管畸形

（一）病因病理和临床表现

脑血管畸形为胚胎期脑血管的发育异常。根据 McCormick 1966 年分类，分为动静脉畸形、静脉畸形、毛细血管扩张症、血管曲张和海绵状血管瘤等。动静脉畸形（AVM）最常见，好发于大脑中动脉、后动脉系统，由供血动脉、畸形血管团和引流静脉构成。好发男性,以 20～30 岁最常见。儿童常以脑出血,成人常以癫痫就诊。

(二)诊断要点

显示不规则混杂密度灶,可有钙化,并呈斑点或弧线形强化,水肿和占位效应缺乏(图 5-2A)。可合并脑血肿、蛛网膜下腔出血及脑萎缩等改变。

(三)鉴别诊断

当 CT 表现为典型或病变位置较深时,常需与脑梗死、软化灶及脑肿瘤进行鉴别。

(四)特别提示

CTA 价值重大,可以立体旋转观察供血动脉和引流静脉(图 5-2B)。MRA 显示更清楚。

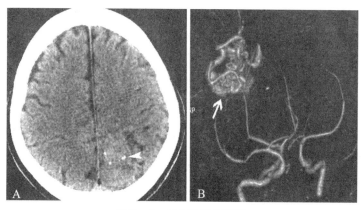

图 5-2 颅内动静脉畸形

A. 男性患者,19 岁,因癫痫不规则发作 5 年来院检查,CT 平扫显示左侧顶枕部脑实质内可见多发斑点状钙化影(无尾箭头),局部脑实质密度增高。DSA 证实为颅内动静脉畸形。B. 男性患者,55 岁,CTA 显示为右侧大脑后动脉的 AVM(VR)(箭头)。

第六章　脑与脑血管的 MRI 诊断

第一节　头颅检查方法与颅脑正常解剖

一、头颅检查方法

1.线圈的选择及体位　选用头颅专用线圈。采用标准头部成像体位,受检者仰卧于检查床上,头先进,双手置于身体两侧,头置于头托架上,肩部必须靠近线圈,两眼连线位于线圈横轴中心,对准"十"定位灯的横向连线,头颅正中矢状面尽可能与线圈纵轴保持一致并垂直于床面,对准"十"定位灯的纵向连线,尽可能保证患者左右对称。

2.颅脑常规扫描方位

(1)横断面(轴位)扫描:以矢状面和冠状面定位像做参考,设定横断面的具体扫描平面。在冠状面定位像上,使横断面层面平行于两侧颞叶底部连线,以保证图像左右侧的对称性;在矢状面定位像上,标准横断面的扫描平面应该平行于胼胝体膝部下缘和压部下缘的连线,或平行于前联合和后联合的连线。扫描范围从脑顶部至颅底,以左右方向作为相位编码方向。FOV 一般为 22~24cm,层厚 5~6mm,层间距 1~2mm。

(2)矢状面扫描:以冠状面和横断面定位像做参考,设定矢状面成像位置。在冠状面定位像上使成像层面与大脑镰及脑干平行,在横断面定位像上使其与大脑纵裂平行。扫描范围根据头颅左右径和病变的大小设定,以前后方向作为相位编码方向。FOV 一般为 22~24cm,层厚 4~5mm,层间距 0~2mm。

(3)冠状面扫描:以矢状面和横断面定位像做参考,设定冠状面成像位置。在横断面定位像上使其与大脑纵裂垂直,在矢状面定位像上使其成像层面与脑干平行。扫描范围根据患者头颅前后径和病变大小设定,以左右方向作为相位编码方向。FOV 一般为 22~24cm,层厚 4~6mm,层间距 0~2mm。

3.颅脑扫描常用的序列

(1)2D SE T_1WI 或 IR‐FSE T_1WI(T_1‐FLAIR)是基本扫描序列,其信噪比好,灰白质对比度佳,伪影少,能很好地显示解剖结构,同时也是增强扫描的常规序列。SE T_1WI 序列的 TR 一般为 300～600ms,TE 小于 30ms,矩阵 256×256 或 320×256,NEX=2。

(2)2D FSE(TSE)T_2WI 也是基本扫描序列,扫描速度相对较快,对含水组织敏感,病变显示较好。TR 一般为 3000～4000ms,TE 为 85～110ms,矩阵 512×320 或 320×256,NEX=2,ETL=12～24。

(3)FLAIR(T_2‐FLAIR)序列是在 T_2WI 基础上,加了反转时间,选用长 T_1抑制脑脊液信号,避免邻近脑室或蛛网膜下隙的病灶在 T_2WI 上被高信号的脑脊液所遮盖。TR 一般为 8000ms 以上,TE 为 120ms,TI 为 1500～2500ms,矩阵 256×192 或 320×256,NEX=2。

(4)DWI 是检测水分子的热运动,反映水分子扩散受限程度。TR 为 3000～4000ms,TE 为 75～100ms,b 值一般取 1000,矩阵为 128×128 或 160×160,层厚 6ms,无间隔,NEX=1。

(5)SWI 是磁敏感加权成像序列,是利用不同组织间的磁敏感性差异提供对比增强机制的新技术。它是由强度和相位两套图像信息组成,是一种 3D 薄层重建、具有完全流动补偿的梯度回波序列。SWI 图像可以清楚地显示静脉血管、微出血及铁沉积。TR 为 40～50ms,TE 为 23～40ms,矩阵 118×256 或 512×512。

二、正常颅脑解剖

1.颅骨　颅骨由顶骨、颞骨各两块和额骨、枕骨、蝶骨、筛骨各一块组成。额骨与顶骨连接形成冠状缝,两侧顶骨连接形成矢状缝,顶枕骨连接形成人字缝。

颅骨底部借软骨或骨直接相连,自前向后分为前、中、后颅窝,其中有许多骨孔和裂隙,供血管和神经出入(图 6‐1‐1)。

前颅窝:由额骨眶板、筛板、蝶骨小翼和蝶骨体前部构成,容纳额叶。

中颅窝:前界是蝶骨嵴,为前颅窝的后界,后界为颞骨岩部骨嵴和蝶鞍背,中颅窝容纳颞叶。窝的中央部为蝶骨体,正中部为蝶鞍,凹陷形成垂体窝容纳垂体腺。

后颅窝:前面中央部为鞍背和斜坡,外侧部为岩骨后面,后颅窝容纳小脑半球及脑干。

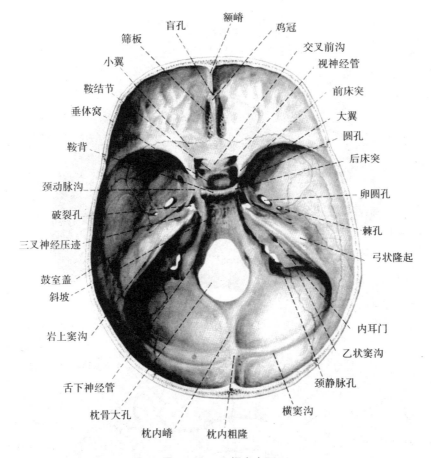

图 6-1-1　颅底内面

2.脑　脑由大脑、间脑、小脑、中脑、脑桥和延髓组成。通常把中脑、脑桥和延髓称为脑干。

（1）大脑：大脑由中线的半球间裂分为左右大脑半球，中间由胼胝体相连，后下方由小脑幕分隔小脑。大脑半球由脑沟、裂将皮质分成额叶、颞叶、顶叶、枕叶和岛叶（图 6-1-2,图 6-1-3）。

①额叶：位于大脑半球前上部，内侧以大脑纵裂与对侧分开，后方由中央沟与顶叶分开，外下方经外侧裂与颞叶分开。

②颞叶：前方由外侧裂与额叶分开，后方借顶枕裂和枕前切迹的连线与枕叶分开。

③顶叶：前方由中央沟与额叶分开，下方与颞叶的分界线为外侧裂，与枕叶的分界线为顶枕沟。

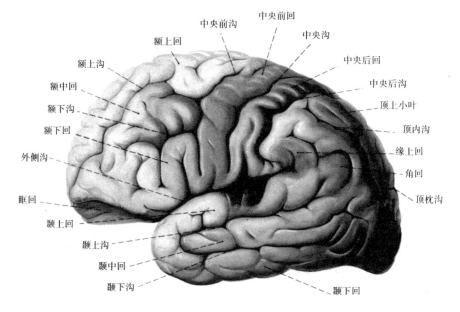

中央前沟　中央前回
额上回　　　　　　　中央沟
额上沟　　　　　　　　中央后回
额中回　　　　　　　　　中央后沟
额下沟　　　　　　　　　顶上小叶
额下回　　　　　　　　　顶内沟
外侧沟　　　　　　　　　缘上回
　　　　　　　　　　　　角回
眶回　　　　　　　　　　顶枕沟
颞上回
颞上沟
颞中回
颞下沟　　　　　　颞下回

图 6-1-2　大脑半球外侧面

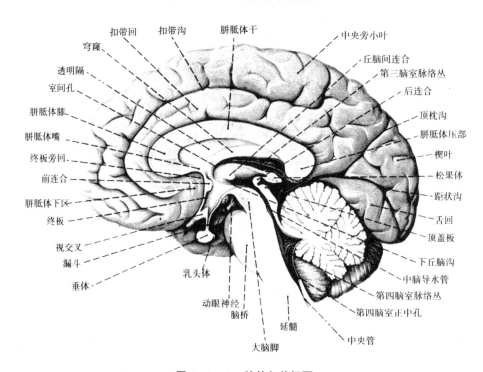

扣带回　扣带沟　胼胝体干
穹窿　　　　　　　　　　中央旁小叶
透明隔　　　　　　　　　丘脑间连合
室间孔　　　　　　　　　第三脑室脉络丛
胼胝体膝　　　　　　　　后连合
胼胝体嘴　　　　　　　　顶枕沟
终板旁回　　　　　　　　胼胝体压部
前连合　　　　　　　　　楔叶
胼胝体下区　　　　　　　松果体
终板　　　　　　　　　　距状沟
视交叉　　　　　　　　　舌回
漏斗　　　　　　　　　　顶盖板
垂体　　　　　　　　　　下丘脑沟
　　　乳头体　　　　　　中脑导水管
　　动眼神经　　　　　　第四脑室脉络丛
　　　脑桥　　延髓　　　第四脑室正中孔
　　　大脑脚　　　中央管

图 6-1-3　脑的矢状切面

④枕叶:经顶枕沟与顶叶分开,与颞叶的分界为顶枕裂与枕前切迹的连线。

⑤岛叶:位于外侧裂的深部,四周有环形沟。

每个半球表面有一层灰质叫大脑皮质,皮质下为白质,称为髓质。髓质中埋藏一些灰质核团叫基底神经节,包括尾状核、豆状核、屏状核和杏仁核。大脑皮质与下部结构间脑、基底节、脑干、脊髓的连接纤维称为投射纤维,包括内囊(前肢、后肢、膝部)、穹窿、外囊和最外囊。

(2)间脑:间脑连接大脑半球和中脑,被两侧大脑半球所掩盖,包括丘脑、后丘脑、上丘脑、底丘脑和下丘脑五部分。丘脑是各种感觉体传向大脑皮质的中间站,下丘脑是皮质下自主神经中枢。

(3)脑干:脑干从上往下由中脑、脑桥和延髓三部分组成。上接间脑,向下经过枕骨大孔与脊髓相连,脑干从上向下依次与第 3～12 对脑神经相连,大脑皮质、小脑、脊髓之间通过脑干进行联系,此外,脑干中还有许多重要的神经中枢。

(4)小脑:小脑位于后颅窝,借小脑幕与枕叶相隔。小脑中间缩窄部为蚓部,两侧膨隆部为小脑半球。小脑表面为灰质,内部为白质。小脑的主要功能是维持身体平衡、保持和调节肌张力以及调整肌肉的协调运动。

3.脑的被膜　脑的外面自内向外有软脑膜、蛛网膜和硬脑膜三层被膜包裹。

(1)软脑膜:紧贴在脑回表面并深入脑的沟裂内。软脑膜血管丰富,并突入脑室形成脉络丛,产生脑脊液。

(2)蛛网膜:为透明的薄膜,蛛网膜与软脑膜之间的间隙称为蛛网膜下隙,其内充满脑脊液。

(3)硬脑膜:为一厚而坚韧的结缔组织膜,在一定部位向内折叠深入脑的裂隙内,形成大脑镰、小脑幕、鞍隔等结构。

4.脑室系统　脑室系统包括左右侧脑室、第三脑室、中脑导水管和第四脑室。其内充满脑脊液。

(1)侧脑室:位于大脑半球白质内,左右各一,借室间孔与第三脑室相通,分前角(额角)、体部、三角部(体部、后角及下角的交界区)、下角(颞角)和后角(枕角)五部分。

(2)第三脑室:位于两侧间脑之间的纵行裂隙,宽约 0.5cm,上经两侧室间孔通向侧脑室,下接中脑导水管。

(3)第四脑室:位于脑桥、延髓与小脑之间,居中轴位上,上接中脑导水管,下续延髓中央管。第四脑室借一个正中孔、两个外侧孔和蛛网膜下隙相通。

第五脑室位于两侧透明隔之间的裂隙,又称透明隔间腔。第六脑室位于第五脑室后上方,又称 Verga 氏腔,为穹窿间腔。第五和第六脑室均属解剖变异。

5.脑的血供

(1)大脑前动脉:供应大脑半球的额叶、顶叶近中线内侧面 1.5cm 的范围。其分支前穿质动脉,供应尾状核头、壳核和内囊前肢。Heubner 供应丘脑下部的血液。

(2)大脑中动脉:皮质支供应额叶、顶叶、颞叶的外表面大部分,中央支供应尾状核和壳核的一部分、苍白球外侧部、内囊前肢和后肢,称豆纹动脉。

(3)大脑后动脉:主要供应枕叶和颞叶的底面,中央支供应丘脑下部、后部等部分间脑。

(4)基底动脉:两侧椎动脉汇合成基底动脉。基底动脉在脚间池分成左右大脑后动脉。基底动脉分出成对的脑桥支、内听道支、小脑前支和小脑上支。小脑后支来自椎动脉。

第二节　颅脑病变的定位诊断

颅脑疾病的诊断包括定位和定性诊断。不同部位的颅脑病变造成相应部位的功能改变,功能与解剖结构有一定的对应关系。通过特定的功能损害与解剖部位在空间上的对应关系和在时间上的演变过程,结合其他临床表现逆推病变侵害的部位和扩展的范围,是定位诊断的主要内容。

一、额叶病变

额叶的主要功能是控制随意运动、语言、情感和智能,并与内脏活动和共济运动有关。

1.额叶前部病变　表现为精神、情感、人格、行为和智能障碍。

2.额叶后部(中央前回)　刺激症状为癫痫发作,破坏性病变引起对侧偏瘫。

3.额叶底部刺激症状　为呼吸间歇、血压升高等自主功能障碍,破坏性病变造成精神障碍、愤怒或木僵。

4.说话中枢(额下回后部)病变　表现为运动性失语;书写中枢(额中回后部)病变表现为失写症;眼球凝视中枢(额中回后部、书写中枢前)的刺激性病变引起双眼向健侧的同向凝视,破坏性病变引起双眼向病侧的同向凝视;排尿中枢(额中回)受损表现为尿失禁。

5.严重额叶损害　除痴呆外,可影响基底节和小脑引起假性帕金森病和假性小脑体征等。

二、颞叶病变

颞叶的主要功能是听觉功能。

1.颞横回　刺激性病变表现为耳鸣和幻听,破坏性病变为听力减退和声音定位障碍。

2.颞上回　前部病变引起乐感丧失,颞上回后部(听话中枢)病变引起感觉性失语。

3.颞中回和颞下回　病变表现为对侧躯干性共济障碍,深部病变合并同向上 1/4 象限视野缺损。

4.颞叶内侧　病变表现为颞叶癫痫、沟回发作,破坏性病变表现为记忆障碍。

5.颞叶广泛损害　表现为人格、行为、情绪及意识的改变,记忆障碍,呈逆向性遗忘及复合性幻觉幻视。

三、顶叶病变

顶叶的功能与邻近结构有重叠。

(1)顶叶前部(中央后回):刺激性症状为对侧局限性感觉性癫痫和感觉异常,破坏性病变引起对侧半身的偏身感觉障碍。

(2)缘上回和角回连同颞叶的上部与语言有关。

(3)顶上小叶:皮质觉如实体觉,两点辨别觉和立体觉丧失。

(4)顶下小叶(主侧):失用、失写、失读等。

四、枕叶病变

枕叶的主要功能是视觉功能。

(1)视幻觉如无定形的闪光或色彩常提示枕叶病变。

(2)破坏性病变表现为同向偏盲,伴有"黄斑回避"(即两侧黄斑的中心视野保留)。

(3)双枕叶视皮质受损引起皮质盲、失明,但瞳孔对光反应存在。

(4)梭回后部病变引起精神性视觉障碍,表现为视物变形或失认,患者失明但自己否认(Anton 氏征)。

五、胼胝体病变

胼胝体为连接两侧大脑半球新皮质的纤维,它自前向后依次为胼胝体膝部、体部和压部。

(1)膝部:上肢失用症。

(2)体部:前1/3病变表现为失语、面肌麻痹,中1/3损害表现为半身失用、假性球麻痹。

(3)压部:下肢失用和同向偏盲。

(4)胼胝体广泛性损害造成精神淡漠、嗜睡无欲、记忆障碍等症状。

六、半卵圆中心病变

半卵圆中心指大脑皮质与基底节、内囊之间的大块白质纤维:

1.前部　对侧肢体单瘫和运动性失语。

2.中部　对侧皮质感觉障碍,远端重于近端。

3.后部　对侧同向偏盲和听力障碍。

七、基底节和内囊病变

基底节是大脑皮质下的一组神经细胞核团,包括豆状核(包括苍白球和壳核)、尾状核、屏状核、杏仁核。内囊位于豆状核、尾状核和丘脑之间,是大脑皮质与下级中枢之间联系的重要神经束的必经之路。内囊可分三部分,额部称前肢,介于豆状核和尾状核之间;枕部称后肢,介于丘脑和豆状核之间;两部分的汇合部为膝部。

1.纹状体(包括豆状核和尾状核)　手足徐动症(舞蹈病)、静止性震颤。

2.内囊

(1)前肢有额桥束通过,受损时表现为双侧额叶性共济失调。

(2)膝部有皮质脑干束通过,受损时出现对侧中枢性面舌瘫。

(3)后肢由前向后依次为皮质脊髓束、丘脑皮质束、视放射和听放射纤维等结构。受损时分别引起对侧肢体偏瘫、对侧半身深浅感觉障碍、偏盲和听觉障碍。

八、间脑病变

间脑位于中脑的上方。从功能和发生上分为丘脑部、丘脑底部和丘脑下部。丘脑部又分为丘脑、丘脑上部和丘脑后部。丘脑为感觉的皮质下中枢,丘脑上部与生物昼夜节律调节有关,丘脑下部与内脏和代谢活动有关。

1.丘脑部

(1)丘脑上部:病变累及松果体出现性早熟及尿崩。常见于松果体区肿瘤。

(2)丘脑后部:累及外侧膝状体出现对侧同向偏盲,累及内侧膝状体出现听力减退。

(3)丘脑:刺激性症状引起对侧半身丘脑痛,破坏性症状为对侧半身深浅感觉障碍,还可引起共济失调、舞蹈病、多动症和丘脑手等。

2.丘脑底部　累及 Luys 体导致对侧投掷症。

3.丘脑下部　主要表现为内分泌和代谢障碍及自主神经功能紊乱。

4.与丘脑和丘脑下部相关的综合征

(1)无动无语缄默症:丘脑下部网状结构受损。

(2)间脑癫痫:脑外伤、第三脑室肿瘤和丘脑肿瘤均可引起,表现为自主神经系统异常症状,如面部潮红、大汗淋漓等。

九、脑干病变

脑干从上向下分为中脑、脑桥和延髓三部分。司运动的各神经核团位于脑干的前内,司感觉的各神经核团位居后外。脑干神经核团按功能排列,从内向外依次是躯体运动、内脏运动、内脏感觉和躯体感觉。许多非常重要的生命中枢(心血管中枢、呼吸中枢等)均位于脑干。

1.中脑

(1)中脑腹侧部:Weber 氏综合征表现为同侧动眼神经或神经核损伤造成眼肌麻痹,加上同侧大脑脚受累造成对侧偏瘫。

(2)中脑被盖部:Benedikt 综合征表现为同侧动眼神经和同侧红核受损造成同侧眼肌麻痹加上对侧肢体多动,如舞蹈症、震颤及手足徐动症。

(3)四叠体上丘:Parinaud 综合征表现为眼球共轭运动受损,不能向上凝视。见于松果体区病变。

(4)中脑广泛病变表现为昏迷、去大脑僵直、四肢瘫。

2.脑桥

(1)脑桥下部腹侧部:Foville 氏综合征表现为同侧眼球凝视麻痹或伴面神经或展神经麻痹加对侧偏瘫;Millard – Gubler 综合征表现为同侧展神经和/或面神经麻痹加对侧肢体偏瘫。

(2)脑桥下段:Raymond – Cestan 综合征(桥盖综合征)表现为同侧小脑共济失调和对侧半身感觉障碍。

（3）脑桥外侧部：桥小脑角综合征最初表现为第Ⅷ脑神经受累，随之第Ⅴ、Ⅵ、Ⅶ、Ⅸ、Ⅹ、Ⅺ、Ⅻ脑神经也相继受累，多见于听神经瘤、胆脂瘤。

（4）脑桥广泛病变表现为昏迷、双侧瞳孔缩小如针尖、四肢瘫。

3.延髓

（1）延髓上段腹侧部：舌下神经交叉瘫。

（2）延髓上段背外侧部：延髓背侧综合征（Wallenberg 综合征）表现为交叉性感觉障碍和同侧小脑性共济失调、同侧球麻痹、同侧霍纳氏征（Horner 征）和眩晕、眼球震颤。

（3）延髓上段中央部：此部位损害取决于受损脑神经核，可引起橄榄体前综合征（Jackson 综合征），表现为同侧舌瘫和对侧偏瘫。

（4）延髓广泛损害多表现为急性球麻痹和呼吸循环衰竭而死亡。

十、颅底病变

1.前颅窝　福-肯综合征（Forster－Kennedy 综合征）表现为同侧视神经萎缩，对侧视神经乳头水肿伴同侧嗅觉丧失。多见于局限于一侧的嗅沟脑膜瘤。

2.中颅窝

（1）视交叉综合征：双颞侧偏盲伴垂体内分泌紊乱，同时可伴有视神经萎缩和蝶鞍的改变。为垂体腺瘤向鞍上生长的典型临床症状。

（2）眶上裂和眶尖病变：许多眶后部及视神经孔肿瘤均可引起明确的综合征。

眶尖综合征（Rollel 综合征）：第Ⅲ、Ⅳ、Ⅴ脑神经的 1、2 支和第Ⅵ脑神经受累，表现为视神经萎缩或水肿，上睑下垂，眼球同定，角膜反射消失，眼神经和上颌神经分布区感觉障碍。

眶上裂综合征（Rochon－Duvigneaud 综合征）：除无视神经变化外，余同上。

（3）海绵窦综合征：病变累及第Ⅲ、Ⅳ、Ⅴ、Ⅵ脑神经，眼球固定，瞳孔散大，角膜反射减弱，可合并突眼及眼静脉回流障碍。海绵窦区病变常因血栓性静脉炎、动脉瘤和鞍内肿瘤累及海绵窦引起。

（4）岩部病变：

岩尖综合征（Gradenigo 综合征）：同侧三叉神经受累致面部疼痛或麻木，外展神经受累致眼球内斜、复视。岩尖病变常因乳突炎症的扩散和鼻咽部或鼻窦的恶性肿瘤沿颅底裂隙侵蚀。

三叉神经旁综合征（Raeder 综合征）：病变位于岩骨前段三叉神经半月节附近，三叉神经受累致面部疼痛，颈动脉交感丛受累致同侧 Horner 征。

蝶-岩综合征(Jacob 综合征):蝶岩交界处病变引起第Ⅲ、Ⅳ、Ⅴ、Ⅵ脑神经麻痹,表现为同侧眼肌麻痹和三叉神经感觉障碍,如累及视神经造成视力障碍。

3.后颅窝

(1)内耳道综合征:病变起自内耳道,同侧面神经外周性瘫痪,同侧位听神经受累引起耳鸣、耳聋、眼球震颤和平衡障碍。

(2)桥小脑角病变:桥小脑角(小脑-脑桥池)是指小脑和脑桥的外侧和岩骨嵴内 1/3 之间的三角形空间。其腹侧上有三叉神经从脑桥到岩尖,腹侧下是舌咽神经,外展神经在三角的内侧缘,面神经和位听神经横过此三角走向内耳门。此区域病变常引起相应的脑神经的受累表现,常见于听神经瘤、脑膜瘤等。

(3)颈静脉孔综合征(Vernet 综合征):第Ⅸ、Ⅹ、Ⅺ脑神经通过颈静脉孔的内侧部,多为原发于颅内的病变引起这 3 根神经麻痹,此外还可见于多发性脑神经炎、颈静脉球和颈动脉体瘤。

(4)颅脊管综合征:枕大孔附近的病变常侵犯后颅窝和高位椎管两个间隔,先后累及小脑、延髓、后组脑神经和上段颈髓等结构。

十一、小脑病变

1.小脑半球 同侧肢体共济失调,眼球震颤,辨距不良,轮替运动障碍。指鼻和跟膝胫试验阳性,同侧半身肌张力降低。

2.蚓部 躯干性共济失调,小脑暴发性语言,少有肌张力降低和肢体异常。

3.齿状核 运动过多,肌阵挛。

4.小脑脚 小脑上脚(结合臂)病变引起同侧小脑性共济障碍,对侧红核病变引起不自主运动,头偏向病侧;小脑中脚(脑桥臂)病变出现额叶性共济障碍;小脑下脚(绳状体)损害引起同侧小脑性共济失调、平衡障碍、眼球震颤及书写障碍。

第三节 颅内肿瘤

一、星形细胞瘤

(一)病理和临床

胶质细胞瘤是颅内最常见的肿瘤,约占全部颅内肿瘤的 40%。星形细胞瘤是胶质细胞瘤中发病率最高的一种,占胶质细胞瘤的 30%~50%,可发生于脑内任何部位和任何年龄。成人多见于幕上,儿童多见于小脑,按照肿瘤的分化和渐变程度,将星形细胞瘤分为Ⅰ～Ⅳ级,其中Ⅰ级为良性,Ⅱ级为良恶性过渡,Ⅲ、Ⅳ级为恶性。

以 20～40 岁最多见,临床病史和体征随肿瘤大小、部位不同而异。常有颅内压增高症状如头痛、呕吐、视力减退,发生于大脑半球者常见症状有癫痫发作、精神改变、对侧肢体偏瘫和同向偏盲等。发生在小脑者常有步态不稳、眼球震颤等。

(二)诊断要点

(1)瘤体多数在 T_1WI 呈稍低信号,T_2WI 呈高信号,信号可均匀一致,亦可为不均匀。

(2)发生在幕上者以实性较多,幕下者以囊性多见,囊变呈明显长 T_1、长 T_2 信号。

(3)Ⅰ级星形细胞瘤常位于皮质及皮质下白质,与脑实质分界较清,占位效应不明显,周围水肿无或轻微,增强绝大多数肿瘤无强化,少数可出现轻微强化。

(4)Ⅱ级星形细胞瘤具有Ⅰ级和Ⅲ、Ⅳ级肿瘤部分特点,信号多不均匀,增强后多数病灶出现形态不一、程度不同的强化,少数病灶不强化。

(5)Ⅲ、Ⅳ级星形细胞瘤病灶常较大,边界不清,周围水肿及占位表现明显,瘤内常有坏死、囊变及出血,增强后呈不均匀明显强化,部分病灶呈典型的环形或花环状强化,有时可见附壁结节。见图 6-3-1,图 6-3-2。

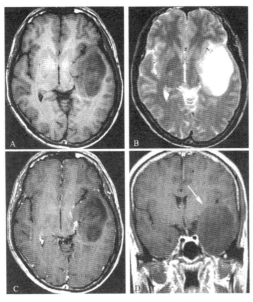

图 6-3-1　Ⅰ级星形细胞瘤

A.T_1WI,示左侧颞叶不规则低信号影,占位效应轻微;B.T_2WI,示病变呈明显高信号;C.增强 T_1WI,病变未见明显强化;D.冠状面 T_1WI 增强像,病变未见明显强化(白箭头)。

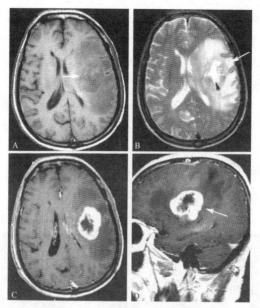

图 6-3-2　Ⅲ～Ⅳ级星形细胞瘤

A.T₁WI,示左侧颞叶不规则低信号灶,信号不均匀,周围水肿呈低信号,左侧侧脑室受压;
B.T₂WI,示病变呈稍高信号(短白箭头),内部坏死呈明显高信号(黑箭头),周围大片水肿呈明显
高信号(长白箭头);C.增强 T₁WI,示病变呈不规则环形强化;D.矢状面 T₁WI 增强像,示病变呈
不规则环形明显强化(白箭头)。

（三）鉴别诊断

良性星形细胞瘤主要须与脑梗死、脑炎、脑寄生虫病鉴别,恶性星形细胞瘤主
要须与脑膜瘤、转移瘤、脑脓肿、少突胶质细胞瘤鉴别。另外,幕下星形细胞瘤还应
与髓母细胞瘤、血管母细胞瘤及室管膜瘤鉴别。

（四）特别提示

（1）星形细胞瘤的信号强度变化无特异性,而部位、形态及强化特征常能提示
正确的诊断。

（2）常规 MR 对本病的术前分级、治疗后复发或残存的诊断及疗效的监测等有
重要价值。

二、少突胶质细胞瘤

（一）病理和临床

少突胶质细胞瘤起源于少突胶质细胞,占颅内胶质瘤的 1%～9%。绝大多数
位于大脑半球,以额叶最常见,其次为顶叶、颞叶。肿瘤无包膜,具有浸润性,有膨

胀性生长的趋势。瘤内常伴有不同特征的钙化,可伴有出血、囊变和坏死。

好发于成人,年龄 30～50 岁,男性多见,男女比例约为 2∶1。肿瘤生长非常缓慢,病程较长,常以癫痫发作为首发症状,颅内压增高症状常出现较晚。

(二)诊断要点

(1)偏良性的少突胶质细胞瘤边界较为清楚,占位效应不明显,周围脑组织无水肿或仅有轻度水肿,恶性或偏恶性肿瘤灶周水肿明显,水肿与肿瘤边界不清。

(2)肿瘤表现为长 T_1、长 T_2 信号,囊变呈明显长 T_1、长 T_2 信号,钙化在 T_1WI 及 T_2WI 均表现为低信号,恶性者瘤内钙化不明显,瘤内出血比较少见,若有亚急性期出血在 T_1WI 及 T_2WI 均表现为高信号。

(3)增强像上,一般无强化或仅见轻度强化,恶性者强化明显。见图 6 - 3 - 3。

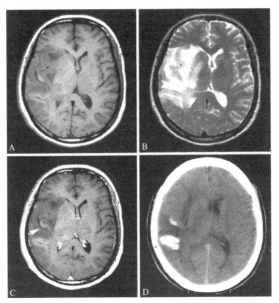

图 6 - 3 - 3　少突胶质细胞瘤

A.T_1WI 示右侧额颞叶不规则稍低信号影,右侧侧脑室轻度受压;B.T_2WI 示病变呈混杂高信号;C.增强 T_1WI 示病变内见轻度强化(白箭头);D.CT 平扫示病变内多发条带状及片状高密度钙化影。

(三)鉴别诊断

本病主要须与颅内易出现钙化的病变鉴别。如动静脉畸形、Sturge - Weber 综合征及结核瘤等。无钙化的少突胶质细胞瘤与其他胶质瘤难以鉴别。

(四)特别提示

少突胶质细胞瘤的典型特征是瘤内有大片而不规则常呈弯曲状的条带状钙

化,因此,诊断时应注意结合 CT 检查。

三、脑膜瘤

(一)病理和临床

脑膜瘤是颅内最常见的脑外肿瘤,起源于蛛网膜帽细胞,凡有蛛网膜颗粒或蛛网膜绒毛的部位均可发病。多见于幕上,以大脑凸面、矢状窦及大脑镰旁最多见。脑室内脑膜瘤以侧脑室三角区最常见。脑膜瘤多为球形或分叶形肿块,生长缓慢,有包膜,分界清晰,质地较硬,少数脑膜瘤呈扁平状或丘状,质地较软。脑膜瘤血供丰富,少数可有囊变、出血或钙化,常侵犯颅骨致其增厚、变薄或破坏。

脑膜瘤多见于中年人,其中女性的发病率是男性的 2 倍。脑膜瘤患者的临床表现主要取决于肿瘤所在的部位。大脑凸面脑膜瘤常有急性脑缺血或癫痫。位于额顶区矢状窦旁脑膜瘤除癫痫外还可出现对侧下肢软瘫或感觉障碍;嗅沟脑膜瘤早期可出现嗅觉障碍;蝶骨嵴脑膜瘤可出现一侧视力减退、眼球固定和眼球突出等;颅底部脑膜瘤可使颅神经发生功能障碍;颅后窝脑膜瘤往往造成慢性颅内压增高;鞍上区脑膜瘤常有颞侧偏盲。

(二)诊断要点

(1)脑膜瘤本身的 MR 表现:大多数脑膜瘤的信号与脑灰质相似,T_1WI 呈等信号,少数表现为低信号,T_2WI 呈高、等或低信号。DWI 呈明显高信号。肿瘤内部出现钙化、出血时信号不均匀,坏死、囊变少见。增强后绝大多数脑膜瘤呈明显强化。

(2)肿瘤位于脑外的征象:主要包括白质塌陷征;广基底与脑膜相连,增强后,脑膜基底处的脑膜和肿瘤表面的脑膜强化,即"脑膜尾征";假包膜征,表现为肿瘤为低信号环所包绕;邻近的脑沟、脑池增宽。

(3)邻近结构的继发表现:大多数脑膜瘤伴有周围脑组织水肿,呈长 T_1、长 T_2 信号改变,当脑膜瘤包绕颅内较大血管时,如鞍旁脑膜瘤包绕颈内动脉时,会显示流空信号的血管影。

(4)出现如下征象时常提示恶性脑膜瘤可能:瘤内有明显囊变;增强后,肿瘤不强化或呈轻、中度强化;肿瘤边缘不规则,边界不清,肿瘤位于脑外的征象不明显。见图 6 - 3 - 4。

(三)鉴别诊断

大脑凸面的脑膜瘤,应与位置较表浅的胶质瘤、转移瘤及淋巴瘤相鉴别;鞍上脑膜瘤应与垂体瘤鉴别;桥小脑角区脑膜瘤应与听神经瘤鉴别;侧脑室内脑膜瘤应与室管膜瘤及脉络丛乳头状瘤鉴别。

（四）特别提示

（1）绝大多数脑膜瘤具有典型的 MR 表现，大多可做出正确诊断，少数脑膜瘤不出现上述典型特征。

（2）"脑膜尾征"诊断本病的敏感性、特异性仅为 $70\%\sim80\%$，脑皮质静脉受压增强时可构成假的"脑膜尾征"，故应强调综合影像、综合分析。

（3）有无脑水肿以及水肿的程度、范围与肿瘤的恶性程度并无肯定相关性。

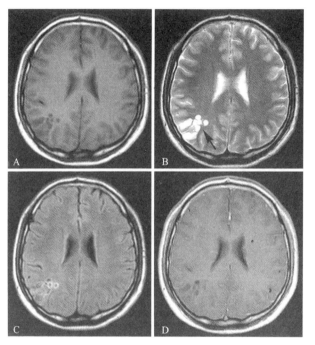

图 6-3-4　脑膜瘤

A.T_1WI，示左侧额部大脑凸面一类圆形稍低信号灶，信号较均匀，中线结构轻度右移；B.T_2WI，示病变呈稍高信号，周围示轻度水肿；C.矢状面 T_1WI，病变呈稍低信号（★），可见假包膜征（黑箭头），周围水肿呈低信号（白箭头）；D.~F.分别为横断、冠状、矢状位增强 T_1WI，病变呈明显均匀强化，脑皮质受压（长白箭头），可见脑膜尾征（短白箭头）。

四、髓母细胞瘤

（一）病理和临床

髓母细胞瘤起源于后髓帆的原始外胚层细胞，好发于小脑蚓部，占颅内肿瘤的 $1.84\%\sim6.54\%$，主要发生于小儿，肿瘤恶性程度较高，可经脑脊液播散转移，病理上肿瘤境界较清楚,较少发生大片坏死,囊变、出血及钙化均少见。

男性发病多于女性,最常见的临床症状为头痛、呕吐,少数偏离中线生长的肿瘤可有步态不稳、共济失调及眼球震颤等小脑症状。

(二)诊断要点

(1)颅后窝中线处显示边界相对较清楚的类圆形肿块,T_1WI 呈低信号,T_2WI 呈稍高或等信号,周围有时环绕高信号水肿带。

(2)肿瘤内部信号一般较均匀,若有小的囊变、坏死,则呈明显长 T_1、长 T_2 信号。

(3)第四脑室受压变形或消失,向前上移位。

(4)增强像上,肿瘤的实质部分多呈明显均匀强化,少数肿瘤实质部分可呈不均匀片状强化,坏死、囊变无强化。若沿蛛网膜下腔种植转移至脑室壁、脑池及椎管处,则显示为条状、结节状或脊髓内点、片状强化灶及软脊膜点状、线状强化灶。

(5)肿瘤细胞密度高,细胞外间隙小和肿瘤细胞的胞质少,核质比例较大,造成水分子弥散受限,故在 DWI 图像中呈高信号。见图 6-3-5。

(三)鉴别诊断

本病应与小儿颅后窝另外两种常见肿瘤——室管膜瘤及星形细胞瘤相鉴别。

(四)特别提示

髓母细胞瘤的生长部位是较具特征性的表现,正中矢状位图像是显示上述特点的关键所在。另外,肿瘤周围的脑脊液残留主要在前方或上方,而绝不会在后方。

五、颅咽管瘤

(一)病理和临床

颅咽管瘤起源于胚胎时期 Rathke 囊鳞状上皮的残留,以鞍上最为多见,少数发生于鞍内,为鞍区第二常见的良性肿瘤。病理上肿瘤边界清楚,具有纤维包膜。多数为囊性,少数为实性或囊实性。囊液成分复杂,由不同数量的胆固醇结晶、角蛋白、正铁血红蛋白组成。肿瘤内钙化常见。

任何年龄均可发病,但以 20 岁以下居多,约占 50%。常见临床表现为内分泌紊乱及颅内压增高的症状,如压迫视交叉还可引起视力与视野的改变。

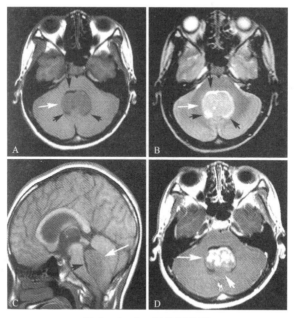

图 6-3-5　髓母细胞瘤

A.B.C. 分别为 T_1WI、T_2WI 及矢状位 T_1WI，示第四脑室内稍长 T_1、稍长 T_2 信号肿块（白箭头），与小脑蚓部分界不清，病变前方及左右侧可见残存脑脊液影（黑箭头）；D. 增强 T_1WI，示病变呈明显不均匀强化（长白箭头），病变与残存小脑蚓部相连（短白箭头）。

（二）诊断要点

（1）鞍上池内肿块，呈椭圆形、圆形或不规则形，边界清楚。

（2）囊性颅咽管瘤的 MR 表现较为复杂，大部分病变在 T_1WI 及 T_2WI 与脑脊液信号相似，也可因含有少量蛋白而信号强度略高于脑脊液；如囊液内含较高浓度的蛋白、胆固醇或正铁血红蛋白时，T_1WI 及 T_2WI 均呈明显高信号；少数囊性病变内含角蛋白、钙质或骨小梁等，而在 T_1WI 及 T_2WI 均呈低信号表现。

（3）实性或囊实性颅咽管瘤的实性部分呈等 T_1、长或短 T_2 信号。

（4）增强像上，实性部分明显强化，囊壁呈环形强化。

（5）肿瘤较大时可压迫第三脑室引起梗阻性脑积水，瘤周水肿的发生率很低。见图 6-3-6。

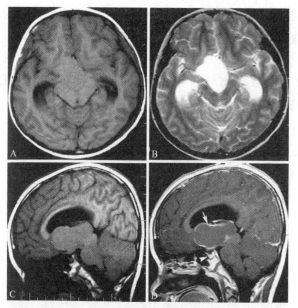

图 6 - 3 - 6　颅咽管瘤

A.B.C.分别为 T_1WI、T_2WI 及矢状位 T_1WI,示鞍上池及脚间池内一不规则形等 T_1、长 T_2 信号灶,境界清晰,相邻结构受压;D. 矢状位增强 T_1WI,示囊壁呈环形强化(白箭),囊内容物未见强化。垂体显示正常(白箭头)。

(三)鉴别诊断

囊性颅咽管瘤应与蛛网膜囊肿、表皮样囊肿、皮样囊肿及囊性垂体瘤鉴别,实性颅咽管瘤应与垂体瘤、鞍区脑膜瘤、生殖细胞瘤及毛细胞星形细胞瘤鉴别。

(四)特别提示

颅咽管瘤的壳状钙化是其特征性表现,MR 对其显示欠敏感,诊断时应注意结合 CT 表现。另外,没有钙化或无囊变的颅咽管瘤有时与垂体瘤难以鉴别,此时应注意仔细观察腺垂体是否存在。

六、听神经瘤

(一)病理和临床

听神经瘤起源于听神经的前庭支内耳道段的神经鞘膜,是桥小脑角池最常见的肿瘤。听神经瘤生长缓慢,不浸润邻近结构。绝大多数为单侧发病,肿瘤呈圆形或结节状,具有包膜,瘤内常有囊变、坏死。

男性略多于女性,任何年龄均可发病,以 30～50 岁的成人多发,首发症状常为耳鸣、听力减退。

（二）诊断要点

（1）桥小脑角区圆形或类圆形肿块，多以内听道为中心生长。

（2）肿瘤信号均匀一致时，T_1WI 呈稍低信号，T_2WI 呈高信号，当内部出现坏死、囊变时，信号不均匀，少数情况下，肿瘤内可伴发出血，亚急性期出血在 T_1WI、T_2WI 上均呈明显高信号。

（3）增强像上，肿瘤多呈不均匀明显强化或呈环状强化，有时，同侧听神经可见增粗并明显强化，形成"瓶塞征"。增强后局部无脑膜尾征。

（4）第四脑室受压变形、移位或闭塞。见图 6－3－7。

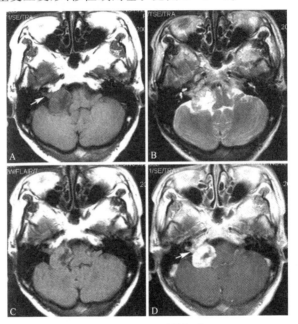

图 6－3－7　听神经瘤

A.B.C.分别为 T_1WI、T_2WI、FLAIR，示右侧桥小脑角区一囊实性病变，实性部分 T_1WI 呈稍低信号，T_2WI 呈稍高信号，囊性部分呈明显长 T_1、长 T_2 信号，FLAIR 呈明显低信号，右侧听神经明显增粗（白箭头）；D. 增强 T_1WI，示病变呈明显不均性强化，右侧听神经增粗、强化（白箭头）。

（三）鉴别诊断

本病主要须与脑膜瘤、胆脂瘤及三叉神经瘤鉴别。

（四）特别提示

（1）听神经瘤常伴有内听道扩大，CT 骨窗可清楚显示，诊断时应注意结合 CT。有时内听道可正常，但听神经瘤仍以其开口为中心。

（2）位于内听道的微小听神经瘤易漏诊,需仔细观察,最好做增强检查。

（3）本病双侧发生或合并其他部位的肿瘤（如脑膜瘤）时,常称为神经纤维瘤病。

七、垂体瘤

（一）病理和临床

垂体瘤起源于垂体前叶,生长于鞍内,是鞍区最常见的肿瘤,发病率较高,占颅内肿瘤的 $10\%\sim20\%$,仅次于胶质瘤和脑膜瘤。根据肿瘤是否分泌激素将其分为功能性和非功能性腺瘤两类。前者包括生长激素瘤、泌乳素瘤、促肾上腺皮质激素瘤及促甲状腺激素瘤等。肿瘤直径<1cm 者,称为微腺瘤;>1cm 者,称为大腺瘤。

垂体瘤女性较多见。临床表现最具特征性的症状为内分泌症状,如内分泌亢进症状（泌乳综合征、肢端肥大症和巨人症等）。有些无功能性腺瘤长到较大时,压迫和破坏了分泌性细胞时,可引起内分泌低下症状,如甲状腺功能低下等,其他临床常见症状为头痛、视力减退和双颞侧偏盲等。

（二）诊断要点

1. 垂体大腺瘤

（1）鞍内肿块,常引起邻近骨破坏,蝶鞍扩大,鞍底下陷,可突破鞍膈向鞍上生长,向下突入蝶窦,向两侧旁生长可侵犯海绵窦。

（2）实性垂体大腺瘤信号较均匀,在 T_1WI、T_2WI 均呈等信号,信号强度与脑灰质相似或稍低。较大的垂体瘤内部可出现出血、坏死、囊变,亚急性期出血 MR 上 T_1WI、T_2WI 均呈高信号,坏死、囊变区 T_1WI 呈低信号、T_2WI 呈高信号,信号接近于脑脊液。囊变时液性成分不一致时,可出现两种信号强度形成的界面,即"液-液平面"。

（3）肿瘤向鞍上生长时,有时由于突破鞍膈形成"哑铃状""葫芦状"等表现,或称"束腰征"。较大的肿瘤向上生长时还可突入第三脑室前部,引起梗阻性脑积水。

（4）增强像上,除坏死、囊变和钙化之外,瘤体呈不同程度强化。

2. 垂体微腺瘤

（1）垂体微腺瘤一般都需要用冠状面和矢状面薄层扫描（层厚<3mm）,除常规增强外,还需进行动态增强扫描。

（2）多数微腺瘤常见局灶性长 T_1、长 T_2 信号,即 T_1WI 呈低信号,T_2WI 呈高信号。

（3）冠状位示垂体增大,垂体上缘膨隆,垂体柄偏移,鞍底下陷等间接征象。

（4）注射对比剂后即刻扫描，动态增强显示为病灶延迟强化，在增强的早期病灶信号强度低于周围明显强化的正常垂体，形成鲜明对比，以冠状位观察最有诊断意义。见图6-3-8。

（三）鉴别诊断

垂体大腺瘤须与颅咽管瘤、脑膜瘤及胶质瘤鉴别，囊性垂体瘤有时须与Rathke囊肿鉴别。

（四）特别提示

（1）鞍区脑膜瘤有时与垂体大腺瘤难以鉴别，应结合腺垂体是否存在及肿瘤的生长方式、强化程度等才能作出准确诊断。

（2）垂体微腺瘤一般不存在鉴别诊断问题，但经常存在漏诊及过度诊断问题，应注意结合临床表现和实验室检查有无内分泌异常，仍有困难者可随诊观察。

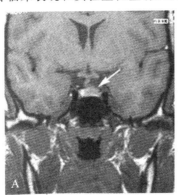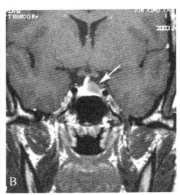

图6-3-8　垂体微腺瘤

A. 冠状位T₁WI,示垂体左侧上缘明显隆起,病灶位于垂体偏左侧(白箭头);B.冠状位增强T₁WI,示病变未见明显强化(白箭头),正常垂体明显强化,垂体柄明显右偏。

第四节　脑出血

一、脑出血

脑出血是指脑实质内的出血:按病因分为外伤性和非外伤性两类,后者又称为原发性或自发性脑出血,为脑内的血管病变、坏死、破裂而引起的出血,如高血压、动脉瘤、血管畸形、血液病和脑肿瘤等。以高血压性脑出血最为常见,本节做重点叙述。

高血压性脑出血,其发生率约占脑出血的 40％,发病率在脑血管疾病中仅次于脑梗死,占第二位,但死亡率却占脑血管病的首位。多见于 50 岁以上成人,男女发病率相似。一般认为是在原发性高血压病和脑动脉粥样硬化的基础上,在血压骤升时引起脑小动脉破裂所致。出血部位多见于基底节,约占脑出血的 2/3,其次为丘脑、脑干、小脑,也可见于大脑半球脑叶。脑出血一般分为急性期、亚急性期和慢性期。血肿及周围脑组织在不同时期的 MRI 表现与血肿形成、吸收与囊变三个阶段的病理过程基本一致。血肿破入脑室可使血液流入脑室系统和蛛网膜下隙。

（一）诊断要点

（1）高血压性脑出血多有高血压病史,常在情绪激动或过度体力活动时发病。

（2）起病急骤,多为突然发病,常有剧烈头痛、频繁呕吐、血压升高、语言不清等,病情发展迅速,很快就出现偏瘫、失语及不同程度的意识障碍,甚至昏迷。

（3）除以上一般表现外,各部位出血还可出现相应的症状和体征,常见的出血部位有:

基底节出血:常累及内囊,可见典型的偏瘫、偏身感觉障碍和偏盲的"三偏征"。

脑干出血:多见于脑桥出血,常有持续性高热、针尖样瞳孔、面部和四肢瘫痪或交叉瘫,严重者可在数分钟内进入深度昏迷。影响脑干呼吸中枢可出现呼吸不规则,于早期就出现呼吸困难。

小脑出血:可引起病侧肢体共济失调,但瘫痪不明显,大量出血压迫脑干,甚至发生枕大孔疝。

脑室出血:①脑内血肿破入脑室,往往在起病后 1～2 小时进入深度昏迷,出现四肢抽搐或四肢瘫痪。②可有脑膜刺激症状,双侧病理反射阳性。③呼吸深沉带鼾声,脉搏快速、微弱且不规则,血压不稳定,体温升高等。

（4）腰椎穿刺:如脑出血破入脑室或蛛网膜下隙,脑脊液为血性。

（5）CT 检查:新鲜血肿表现为脑内边界清楚的高密度区,血肿周围常伴低密度水肿带。吸收期血肿边缘模糊变淡,血肿密度下降。血肿完全吸收液化形成囊腔。血肿破入脑室及蛛网膜下隙,相应部位呈高密度改变。部分患者可出现脑积水改变。吸收期血肿增强后见周围环形包膜增强。

（二）MRI 表现

脑出血的 MRI 表现比较复杂,其信号强度随出血期龄的不同而异。血肿在 MRI 上可分为四期:超急性期、急性期、亚急性期和慢性期。

1.超急性期（<6 小时）　新鲜出血 T_1WI 呈稍低信号,T_2WI 为稍高信号。

2.急性期(6～72 小时)　出血数小时后,红细胞内的氧合血红蛋白逐渐转变为脱氧血红蛋白,脱氧血红蛋白可使 T_2 弛豫时间缩短,因而在 T_2WI 呈低信号,T_1WI 一般为稍低信号。

3.亚急性期(3 天至 1 个月)　从出血后 3～6 天开始,脱氧血红蛋白在红细胞内开始氧化为高铁血红蛋白,这一过程是从血肿的周围逐渐向中心推进。高铁血红蛋白使 T_1 弛豫时间缩短,所以早期在 T_1WI 上常表现为高信号环,而血肿中心部分则为脱氧血红蛋白而呈低或等信号;随着时间的推移,血肿中心的脱氧血红蛋白亦氧化为高铁血红蛋白,血肿在 T_1WI 上则呈均匀的高信号。此期 T_2WI 上血肿信号比较复杂,在亚急性早期,红细胞膜完整,高铁血红蛋白位于红细胞内,使 T_2 弛豫时间缩短,在 T_2WI 上呈低信号;而亚急性晚期,因红细胞溶解,高铁血红蛋白游离于细胞外,使 T_2 弛豫时间延长,在 T_2WI 上则呈高信号。

4.慢性期(≥1 个月)　出血 2 周后红细胞已经开始溶解,高铁血红蛋白进一步氧化成含铁血黄素,其不溶于水,被巨噬细胞吞噬后在血肿周边沉积。血肿周边的含铁血黄素在任何序列上均呈环状低信号,在 T_2WI 上明显于 T_1WI,故又称为"含铁血黄素环"或"短 T_2 信号环",此为慢性期血肿的特点。血肿中心为液体成分时,T_1WI 呈低信号、T_2WI 呈高信号;如血肿中心含有游离的高铁血红蛋白,则 T_1WI 和 T_2WI 均为高信号。数月至数年后,血肿中心几乎被吸收殆尽,此时仅见条片状短 T_2 信号。

5.DWI 上脑实质内出血的信号变化规律　超急性期和急性期出血在 DWI 上呈明显低信号,ADC 值降低,但常难以精确测量 ADC 值;亚急性早期出血也呈低信号,由于顺磁性敏感效应,ADC 值测量常不可靠;亚急性晚期出血呈高信号,ADC 值降低或增高;慢性期出血也呈高信号,ADC 值增高。

6.鉴别诊断　根据以上 MRI 表现,脑出血诊断一般不难,但要明确是否为高血压性脑出血,则需要与外伤性脑出血、颅内动脉瘤破裂、动静脉畸形(AVM)破裂所致脑出血、脑肿瘤出血及出血性脑梗死鉴别。

第五节　烟雾病

烟雾病又称为脑底异常血管网症、脑底动脉环闭塞症。是以颈内动脉虹吸段至大脑前、中动脉近端狭窄或闭塞,同时伴有广泛侧支循环形成,导致颅底出现异常毛细血管网为特征的脑血管病。发病年龄呈双峰样,第一和第二高峰分别是 10 岁以下和 40～50 岁,在我国男女发病之比是 1.6∶1,在日本则是 1∶16。

一、诊断要点

1.症状和体征

(1)临床表现有脑缺血和颅内出血两大类。儿童绝大多数为颈内动脉系统缺血性改变,而成人多数表现为颅内出血。

(2)儿童患者主要为脑缺血症状,可引起多发性脑梗死且反复发作。表现有发作性肢体瘫痪、偏瘫、半身感觉障碍、精神障碍、痉挛发作等。

(3)成人患者主要为脑出血症状,可引起蛛网膜下隙出血或脑室积血、脑内血肿,表现有头痛、呕吐、偏瘫、意识障碍等。

2.血管造影检查 是确诊烟雾病的主要检查方法,可以显示狭窄或闭塞的动脉及异常扩张的血管网。

3.CT 检查 CT 平扫常表现为双侧额叶、顶叶及颞叶皮质或皮质下区多发脑梗死及脑萎缩改变,也可出现颅内出血。增强扫描有时可见到两侧颈内动脉及大脑前中动脉粗细明显不对称,或者充盈不良,甚至不显影。可显示基底池及基底节区的侧支循环网,大多表现为不规则的扭曲成团的强化血管影。

二、MRI 表现

(1)脑缺血引起的脑梗死,常为多发,以分水岭区常见,在 T_1WI 上呈低信号,T_2WI 上呈高信号。

(2)一侧或双侧颈内动脉、大脑中动脉主干的"流空现象"变弱或消失,异常血管网在 T_2WI 上表现为基底节区和鞍上池内多发细小血管影,呈网状低信号或无信号区。

(3)皮质血管侧支形成时,增强扫描皮质血管明显增多、扩张、强化,呈"常春藤征"。

(4)出血灶信号变化与脑出血信号变化相同。

(5)MRA 可直接显示颈内动脉、大脑前和中动脉狭窄或闭塞,于颅底见烟雾状异常血管网(图 6-5-1),常可见颈外动脉和椎-基底动脉分支代偿性增粗。

(6)本病的 MRI 表现有特征性,一般不需要与其他疾病鉴别。

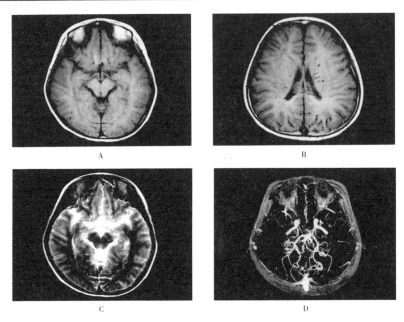

图 6 - 5 - 1　烟雾病

A.B. 不同层面 T_1WI 示双侧侧脑室旁及颅底多处细小的异常流空血管影；

C.T_2WI 示颅底多发细小血管流空信号，正常双侧大脑前动脉和大脑中动脉未见显示；

D.MRA 示双侧颈内动脉末端闭塞，并见烟雾状异常血管，双侧大脑后动脉增粗、分支增多。

第六节　颅内感染性疾病

一、单纯疱疹病毒性脑炎

(一)病理和临床

单纯疱疹病毒性脑炎是最常见的病毒性脑炎,病理改变主要见于大脑和脑干,急性期引起广泛脑组织坏死、水肿及出血,后期可引起脑萎缩和不同程度钙化。

多见于成年人,无性别差异。临床表现主要为头痛、发热、脑膜刺激征、昏迷和行为异常,病情发展迅速,死亡率较高。

(二)诊断要点

(1)病变部位主要累及双侧颞叶及额叶的下部,一般不累及豆状核,左右常不对称,病变部位脑组织明显肿胀,有占位效应。

(2)急性期病变 T_1WI 呈低信号,T_2WI 呈明显高信号,如有亚急性期出血,

T_1WI 及 T_2WI 均为高信号,晚期可见脑软化及脑萎缩表现。

（3）增强像上,病变呈各种不同的强化,可为脑回样、斑片样、多环形或线样强化。

（4）MRI 上较为特征性的表现是病变在豆状核外侧缘处突然移行为正常信号,一般不累及苍白球。

见图 6-6-1。

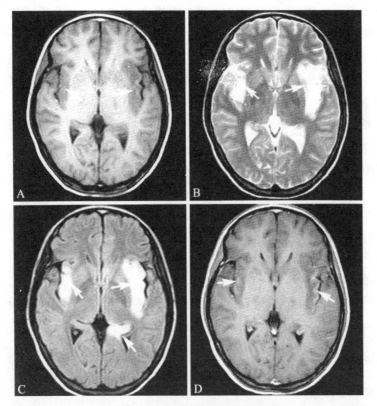

图 6-6-1　单纯疱疹病毒性脑炎

A.B.C.分别为 T_1WI、T_2WI、FLAIR,示双侧岛叶及左侧颞叶多发片状长 T_1、长 T_2 异常信号影(白箭头),相应部位脑回稍肿胀;D.为增强 T_1WI,示双侧岛叶病变区软脑膜线样轻度强化(白箭头)。

（三）鉴别诊断

本病主要须与早期脑脓肿、肿瘤、脑梗死和其他类型的病毒性脑炎鉴别。

（四）特别提示

单纯疱疹病毒性脑炎起病突然,常伴有发热,有时与其他类型脑炎难以鉴别,诊断上要结合病史和实验室检查。

二、结核性脑膜炎

(一)病理和临床

结核性脑膜炎是由于结核感染引起的软脑膜与蛛网膜的广泛炎症,常见于脑基底池。结核感染引起的渗出物导致脑膜脑炎、局限性脑梗死及脑积水。

多见于青少年和老年人。临床表现常有低热、头痛和脑膜刺激征,病情加重时可出现意识障碍,直至昏迷。

(二)诊断要点

(1)T_1WI 可见脑基底池闭塞,信号增高,以鞍上池最多见,次为环池与侧裂池,T_2WI 呈高信号,FLAIR 序列呈明显高信号。

(2)增强像上,脑基底池软脑膜明显增厚、强化,有时可见其他蛛网膜下腔亦受累。伴有脑内肉芽肿或结核瘤形成时,可见结节状或环形强化灶。

(3)脑梗死主要发生在大脑中动脉皮质分布区与基底节区,呈长 T_1、长 T_2 信号。

(4)早期即可伴脑积水,多为交通性,亦可为梗阻性脑积水。

(三)鉴别诊断

本病主要应与化脓性脑膜炎、新型隐球菌性脑膜炎鉴别。

(四)特别提示

结核性脑膜炎的 MRI 表现与其他类型的脑膜炎相似,必须结合临床及脑脊液检查才能做出定性诊断。

三、脑囊虫病

(一)病理和临床

脑囊虫病是由于猪绦虫的囊尾蚴寄生于人的颅内所造成的疾病。病理上脑囊虫的囊尾蚴囊肿常为圆形或类圆形,囊壁内层是虫体本身的体壁,为白色半透明薄膜,内膜上有一小白色的囊虫头节突起,外膜是周围组织的反应。当虫体死亡或液化时,腔内为暗褐色浑浊液体,内含大量蛋白质。囊虫死后通常可发生钙化。

临床表现随囊虫侵入数目和所在部位不同和病期不同而不同,症状比较复杂。一般常见症状为癫痫发作,蛛网膜下腔和脑室内囊虫可引起交通性或梗阻性脑积水而出现颅高压症状。按照囊尾蚴寄生于颅内引起受累部位的不同可分为四型:脑实质型、脑室型、脑膜型、混合型,其中以脑实质型最为常见。

（二）诊断要点

根据 MR 影像学特征,可将脑囊虫病分为四期:活动期、退变死亡期、非活动期、混杂期。

(1)活动期:囊虫头节是该期的典型标志,以脑实质内者显示最清楚,表现为小圆形长 T_1、长 T_2 信号囊状病变内见逗点状稍短 T_1、短 T_2 信号。活囊虫很少有强化及水肿,增强像上囊虫头节一般不强化。

(2)退变死亡期:典型的标志是头节消失,虫体胀大变形,周围有炎性水肿,脑实质内退变囊虫表现为广泛的脑水肿,呈长 T_1、长 T_2 信号,占位效应明显,少数可形成囊虫性脑内小脓肿。增强后呈多个小环状或结节状强化。脑室内及脑沟退变囊虫表现为囊肿形成,部分可导致脑积水。

(3)非活动期:囊虫死亡后机化、钙化,位于蛛网膜下腔者致粘连、脑膜增厚,脑实质钙化于 T_1WI 及 T_2WI 均呈极低信号影。

（三）鉴别诊断

本病主要须与脑炎、转移瘤、囊性胶质瘤、脑脓肿及蛛网膜囊肿鉴别。

（四）特别提示

MRI 若看到囊虫头节存在可作出定性诊断,表现不典型者需做血清补体结合试验才能确诊。

四、脑裂头蚴病

（一）病理和临床

脑裂头蚴病是由于孟氏裂头绦虫幼虫寄生人体脑组织内引起的一种寄生虫病,主要因局部贴敷蛙肉或喝生水、食用未煮熟的蛙肉而感染。裂头蚴在人体内保持幼虫状态,幼虫虫体是实体,无体腔,并具有移行的特点。病理上脑内可见新旧不一的多发性脓肿,外周是炎性肉芽组织,在新鲜的脓腔内可见虫体断面。

临床症状依裂头蚴寄生脑内的部位而异,主要表现为癫痫、头痛、轻偏瘫,部分伴有肢体无力或视力减退等症状。

（二）诊断要点

(1)脑裂头蚴病影像表现的病理基础是由于裂头蚴幼虫在脑组织内穿行,形成了坏死隧道,虫体内的蛋白酶能溶解周围组织,引起炎症反应。

(2)MRI 表现为脑内大片长 T_1、长 T_2 异常信号影,常伴相邻脑室扩大,表现为负占位效应,此征象可作为脑裂头蚴病与脑肿瘤鉴别的重要依据。

(3)增强扫描呈纤曲的条带状强化,即所谓的"隧道壁"样强化,亦可呈结节状强化。

（4）部分病例随访检查时可见强化灶的形态及位置随时间发生变化，即具有游走性的特点。

（三）鉴别诊断

本病主要须与胶质瘤、脑梗死鉴别。

（四）特别提示

"隧道壁"样强化及负占位效应是脑裂头蚴病的较具特征性 MRI 征象，实验室血裂头蚴抗体检测具有重要的参考意义，部分病例需依赖立体定向活检或手术病理证实。

五、脑脓肿

（一）病理和临床

脑脓肿是由于化脓性细菌侵入脑实质引起局限性脑组织破坏，形成内含脓液、周围被纤维包膜包围的空洞。其病理过程分为三个时期：急性局限性脑炎期、局部化脓期和脓肿壁形成期。

临床表现包括全身或邻近部位原发感染的症状、急性脑炎阶段的症状（如发热、头痛、呕吐等）、脑脓肿占位效应引起的颅内压增高表现、局部神经精神症状（如偏瘫、偏盲、失语等）。

（二）诊断要点

（1）急性脑炎期：病变 T_1WI 呈不规则低信号区，在 T_2WI 呈明显高信号，多位于皮髓质交界处，有占位效应。增强后多数病变呈斑片状、结节状或环形强化，少数病变不强化。

（2）化脓和脓肿壁形成期：平扫 T_1WI 上，脓肿呈低信号，脓肿壁呈等信号，脓肿壁周围脑组织内可见中等低信号的水肿区。T_2WI 上，脓肿呈明显高信号，脓肿壁呈环形等或低信号，周围水肿呈明显高信号。DWI 上，脓腔内脓液呈显著高信号。增强像上，脓肿表现为完整、薄壁、厚度均一的环形明显强化，多房脓肿则表现为多个相连的环形强化。

（三）鉴别诊断

本病主要须与高级别星形细胞瘤、转移瘤及脑囊虫病鉴别。

（四）特别提示

绝大多数脑脓肿的脓腔在 DWI 序列上呈明显高信号，此征象可作为与肿瘤性坏死腔鉴别的重要依据。

六、硬膜外脓肿

(一)病理和临床

硬膜外脓肿是指颅骨内板与硬脑膜之间的感染。常继发于中耳炎、鼻窦炎和化脓性静脉炎、开颅术后感染。病变早期硬脑膜充血、水肿,脓性液体渗出,病变慢性期硬膜外积脓逐渐增多,局部有肉芽组织和纤维组织形成,并发生粘连使病变局限一处。

主要的临床症状为一般感染的症状,如发热、头痛、乏力、食欲缺乏等,脓肿部位的颅骨可出现骨髓炎表现,如局部皮肤肿胀和叩痛。

(二)诊断要点

(1)颅骨内板下方局限性梭形或双凸形占位,内面光滑,但外面欠光整。

(2)脓肿 T_1WI 呈略低信号, T_2WI 呈高信号,FLAIR 序列呈明显高信号,DWI 序列呈明显高信号。

(3)脓肿内缘可显示弧形增厚的硬脑膜, T_1WI 呈稍低或等信号, T_2WI 呈低信号。

(4)脓肿壁呈"包膜"样强化,内缘强化明显且较外缘厚。

(三)鉴别诊断

本病主要应与硬膜下积脓、硬膜外血肿及硬膜外积液鉴别。

(四)特别提示

硬膜外脓肿内缘可显示低信号的增厚硬脑膜,称为"硬膜外征",是鉴别硬膜外脓肿与硬膜下积脓的重要依据。

七、脑隐球菌病

(一)病理和临床

脑隐球菌病是由新型隐球菌引起的亚急性或慢性颅内真菌感染性疾病。新型隐球菌为条件致病菌,人体免疫功能下降时容易感染,但因其毒性较强,免疫力正常者也可感染此病。感染途径主要通过呼吸道并经血液循环达颅内,80%侵犯中枢神经系统。常累及脑膜,脑膜粘连可导致脑积水;也可累及脑实质,可形成肉芽肿或小脓肿;此外可因血管内膜炎,引起脑梗死。

临床上为亚急性或慢性起病,临床表现常有头痛、恶心、呕吐、发热、颈项强直等症状,呈进行性加重。

（二）诊断要点

（1）脑膜炎表现为颅内软脑膜广泛强化，以半球为主，脑基底池软脑膜也可强化，强化程度较结核性脑膜炎要弱。

（2）脑实质感染表现为肉芽肿或小脓肿，T_1WI 呈等或略低信号，T_2WI 信号强度变化较大，可为略低信号到明显高信号，周围水肿程度不一；增强扫描显示病变较平扫敏感，能发现更多病灶，常表现为大脑皮质及皮质下、基底节区和小脑等多发点状、结节状或环形强化影。

（3）可有脑积水表现，程度一般较轻，且多为中、晚期，与结核性脑膜炎引起的脑积水不同。

（三）鉴别诊断

本病主要须与其他颅内感染性病变鉴别，如结核性脑膜炎等。

（四）特别提示

新型隐球菌脑膜炎的影像表现多样，缺乏特异性，与其他类型的脑膜炎相似。本病确诊主要依靠病原学检查，对疑似患者可进行多次脑脊液墨汁涂片染色检查。

第七节　脑白质病及脑变性疾病

一、多发性硬化

（一）病理和临床

多发性硬化（MS）是中枢神经系统脱髓鞘疾病中最常见的一种，发病原因不明。病变位于中枢神经系统的白质内，最常见于侧脑室周围的白质，病理上以髓鞘脱失与胶质增生为特征。急性期为髓鞘崩解，局部组织水肿、血管周围炎性反应，晚期则形成胶质细胞及星形细胞增生，周围有网状及胶原纤维增殖，形成斑块，即MS斑，它是多发性硬化特有的病理表现。

20～40 岁的中青年多见，女性多于男性，最常见的症状有运动、感觉和视力障碍，还可有脑干、小脑受损的症状。病程较长，时好时坏，进行性加重。

（二）诊断要点

（1）MS斑多位于侧脑室周围、半卵圆中心、胼胝体，也可见于脑干、小脑及脊髓，侧脑室周围 MS斑呈圆形或椭圆形，部分可融合成团，但均无明显占位效应，小脑、脑干的 MS斑呈斑点状或小圆形，脊髓的 MS斑则呈与长轴平行的长条形。

（2）活动期病灶 T_1WI 呈等或稍低信号，T_2WI 呈明显高信号，典型病变可见

"煎蛋征",即中心区信号高于周边部,且边缘较模糊;非活动期 T_1WI 呈低信号,边界清楚。

(3)位于侧脑室周围的 MS 斑多垂直于侧脑室,此征象称为"直角脱髓鞘征",具有一定的特征性。

(4)晚期大多数患者伴有脑室扩大,脑沟增宽等脑萎缩征象。

(5)增强像上,部分活动期或加重期病灶可呈环形、结节状强化,而静止期或稳定期病灶则无强化。

(6)在 DWI 上,活动期或加重期病灶表现为环形或圆形高信号病灶。

(7)同一患者新发 MS 斑、陈旧性 MS 斑、脑萎缩往往同时存在,为本病另一特征性表现。

(三)鉴别诊断

本病须与多发性脑梗死、原发性中枢神经系统淋巴瘤及转移瘤鉴别。

(四)特别提示

MS 最常见于侧脑室周围白质内,与脑梗死的鉴别应密切结合病史及临床表现。

二、肝豆状核变性

(一)病理和临床

肝豆状核变性是一种常染色体隐性遗传的铜代谢障碍性疾病。过量的铜沉积在大脑基底节和肝脏、角膜,沉积于基底节则引起锥体外系症状,沉积于肝脏则引起肝硬化,沉积于角膜则引起 K－F 绿色色素环。

好发于儿童及青年人。临床表现为进行性加剧的肢体震颤、肌强直、精神智能障碍、肝硬化及角膜色素环的症状和体征。实验室检查出现血清铜、血清铜蓝蛋白等减低。

(二)诊断要点

(1)病变以豆状核最多见,其次为丘脑、尾状核头部及大脑白质,多数病灶为双侧对称,少数为单侧。

(2)T_1WI 显示为低及稍低信号,T_2WI 为明显高信号,为本病最常见的信号改变,若形成液化、空洞则呈明显长 T_1、长 T_2 信号,与脑脊液信号相似。

(3)慢性病例可出现豆状核及尾状核头部萎缩,致使侧脑室前角相对扩大。

见图 6－7－1。

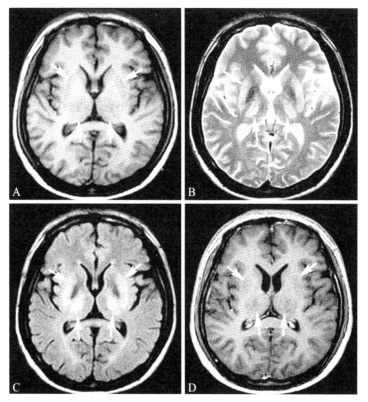

图 6-7-1　肝豆状核变性

A.B.C.分别为 T_1WI、T_2WI、FLAIR,示双侧豆状核及丘脑对称性信号异常(白箭头),T_1WI 呈稍低信号,T_2WI 及 FLAIR 呈高信号,边界模糊,无占位效应;D.为增强 T_1WI,示双侧豆状核及丘脑病变无强化(白箭头)。

(三)鉴别诊断

本病主要应与脑卒中、中毒性脑病、脑炎等鉴别。

(四)特别提示

肝豆状核变性具有锥体外系症状为主的神经障碍、肝硬化、角膜 K-F 绿色色素环三种典型表现,结合实验室检查铜代谢异常和 MRI 表现,一般不难正确诊断。

三、橄榄体脑桥小脑萎缩

(一)病理和临床

橄榄体脑桥小脑萎缩(OPCA)是一种以共济失调为主的疾病,病程呈慢性进行性发展。主要病理改变为小脑、小脑中脚、脑桥腹侧及橄榄核严重萎缩。

发病年龄主要为 17~30 岁,常有家族遗传史。临床表现以进行性小脑共济失调及锥体外系症状为主。

(二)诊断要点

(1)小脑、脑桥腹侧、延髓橄榄核明显萎缩,桥前池及延髓前池增宽,以正中矢状位 T_1WI 图像显示最清楚。

(2)萎缩部分其信号无改变。

(三)鉴别诊断

本病 MRI 图像有特征性改变,结合临床资料一般不难诊断。

(四)特别提示

本病小脑、脑桥、橄榄核虽严重萎缩,但脊髓往往无受累。

四、皮质下动脉硬化性脑病

(一)病理和临床

皮质下动脉硬化性脑病(SAE)是由于小动脉供血不足所致的脑深部白质变性。病理改变继发于长的深部穿支动脉透明变性、管壁增厚,造成半卵圆中心以及侧脑室旁白质局限性或弥漫性脱髓鞘,常伴有多发的腔隙性脑梗死及脑萎缩。

多见于 60 岁以上,有高血压、动脉硬化病史者。临床表现多为痴呆、记忆力障碍,严重者精神衰退,言语不清以及神经系统局灶体征,如偏瘫、失语等。

(二)诊断要点

(1)双侧侧脑室周围及半卵圆中心深部白质可见大致对称的月晕状异常信号区,T_1WI 呈稍低信号,T_2WI 呈高信号,病灶大小不等,形状不规则,边缘模糊。

(2)基底节、内囊区、丘脑或脑干可伴有腔隙性梗死灶。

(3)脑萎缩,脑室扩大。

(4)MRA 显示不同程度脑动脉硬化表现。

(三)鉴别诊断

本病主要须与多发性硬化鉴别。

(四)特别提示

皮质下动脉硬化性脑病的诊断需结合临床症状,影像上不同于多发性硬化。病灶不与侧脑室垂直,亦不累及胼胝体。

五、一氧化碳中毒

(一)病理和临床

一氧化碳中毒一般有明确的一氧化碳吸入史。病理改变为脑血管痉挛、出血及血栓形成,以大脑皮质下白质与基底节区最严重,可引起脑梗死、软化及坏死。皮质下白质可发生广泛性缺血性脱髓鞘,其中可伴局灶性坏死。

临床表现为头晕、昏迷、四肢无力,部分为不可逆性,部分可发生迟发性脑病,常在几周至数月内出现神经功能损害的症状。

(二)诊断要点

(1)早期双侧基底节区(以苍白球明显)和大脑白质区(以脑室周围白质为主)对称性、广泛性异常信号,T_1WI 呈低信号,T_2WI 及 FLAIR 序列均呈高信号。晚期可出现囊性脑软化,呈明显长 T_1、长 T_2 信号。

(2)病灶内有时可见灶性出血致信号不均匀,亚急性期出血 T_1WI 及 T_2WI 呈明显高信号。

(3)皮质下白质广泛性缺血性脱髓鞘呈长 T_1、长 T_2 信号,可长期存在。

(4)后期出现脑室系统扩大、脑沟加深等脑萎缩改变。

(三)鉴别诊断

儿童患者主要须与肝豆状核变性、脑梗死、脑炎及其他中毒性脑病鉴别。老年患者须与皮质下动脉硬化性脑病鉴别。

(四)特别提示

一氧化碳中毒一般有明确的一氧化碳吸入史,诊断时应注意结合病史。当病史不明确时,诊断主要依靠血中碳氧血红蛋白测定。

六、有机溶剂中毒性脑病

(一)病理和临床

常引起中毒的有机溶剂主要有"工业胶水"(主要成分为 1,2 - 二氯乙烷)、油漆等,这些有机溶剂应用广、易挥发而易引发中毒,其中毒潜伏期长,起病隐匿,初期临床症状不典型,临床上容易误诊。中毒机制不明确,主要引起脑白质改变,也可引起部分神经核团改变。尸检病理中可出现脑水肿和脑瘀血改变,动物实验显示脑水肿、出血和坏死,以脑水肿最明显。脑内病变随毒物吸入时间加长而更严重。

患者多为从事涂胶、粘胶工作的工人及油漆工等,主要症状有突发头晕、呕吐、抽搐、表情淡漠、反应迟钝、记忆力和计算力差,肢体抖动、意识障碍、说话无力和四肢无力等。非急性重度患者,脱离环境或适当治疗后,病理改变可呈可逆性。

(二)诊断要点

(1)广泛、对称性白质脱髓鞘改变,主要分布于双侧大脑半球皮质下及深部白质、苍白球、小脑齿状核;T_1WI 呈低信号,T_2WI 及 FLAIR 序列呈高信号。

(2)DWI 能更敏感地反映白质病变,提高早期诊断的准确率。病灶表现为高信号。

(三)鉴别诊断

本病需与其他中毒性脑病及脑白质营养不良鉴别。

(四)特别提示

本病具有典型的影像学特征,但应注意与其他中毒性脑病相鉴别,仔细了解患者职业和接触史非常重要,而 DWI 检查对早期诊断具有重要价值。

七、海马硬化

(一)病理和临床

海马硬化是难治性颞叶癫痫最常见的病理学类型。其病理特征主要为海马神经元丢失和胶质细胞增生,往往同时伴颞叶萎缩。各种损伤造成海马神经元代谢异常,细胞变性坏死、丢失,同时刺激了剩余神经元的生长和异常神经元突触的重组,这些重组的网络引起异常放电,诱发癫痫,反过来癫痫反复发作或持续状态致其硬化,二者互相促进,互为因果。病变可单侧海马受累,也可双侧对称性或不对称性受累。临床表现为癫痫发作。

(二)诊断要点

(1)海马萎缩,表现为海马体积缩小,相应颞角增宽。

(2)海马信号异常,T_2WI 及 FLAIR 序列信号增高,尤以 FLAIR 序列明显。

(3)功能成像,1H-MRS 可提供海马病理改变的早期信息,神经元丢失导致 1H-MRS 中 NAA 减少,胶质细胞增生导致肌酸(Cr)、胆碱(Cho)增加。

(三)鉴别诊断

本病原体主要须与颞叶萎缩、一侧颞叶相对变小鉴别,海马 T_2WI 信号增高是鉴别关键点。

(四)特别提示

海马 FLAIR 序列斜冠状位薄层扫描显示海马硬化最佳。

八、沃勒变性

(一)病理和临床

Wallerian 变性又称沃勒变性、华勒变性,是由于神经元细胞死亡之后,其所属的轴突和髓鞘发生顺行性变性。主要累及皮质脊髓束的变性。常见的原因为脑梗死,其次为脑出血、脑外伤、脑肿瘤、脑手术后、脑白质病等。

临床表现除表现为脑损害部位的神经系统功能缺损外,对应锥体束所致神经功能障碍主要表现为明显的锥体束征,如对侧瘫痪、肌张力增高、Babinski 征阳性等。

(二)诊断要点

(1)所有原发病变均位于幕上,单侧发病,病变侧早期表现为同侧脑白质传导束中 T_2WI 呈高信号改变,高信号区分布位于同侧放射冠、内囊后肢、大脑脚和桥脑影,T_1WI 呈等或稍低信号。

(2)晚期(数年后)病侧脑干(以大脑脚及桥脑为主)萎缩,同时还可伴有小片状 T_2WI 高信号区。

(三)鉴别诊断

本病须与原发性脑梗死鉴别。

(四)特别提示

Wallerian 变性神经纤维走行区的 T_2WI 高信号表现要早于脑干萎缩。

第七章 脊柱、脊髓的 CT 诊断

第一节 检查方法

常规取仰卧位,做侧位定位片,以便对病变区扫描定位,并标记其扫描层次,以明确各层面的解剖位置。

1.平扫 用于观察脊椎及椎管内外结构及椎旁组织。

欲显示椎间盘,扫描线与椎间盘平行。扫 3～5 层,层厚 3～5mm,颈椎者层厚可用 1.5～3mm。可行横断面连续或重叠减薄扫描,其技术参数要一致,用于冠状面、矢状面重建。

通过椎弓根层面,每个椎体扫一个层面,层厚 5mm,扫描线与椎体平行,用于测量椎管正中前后径。

2.静脉增强扫描 通过静脉注射泛影葡胺并延迟扫描,用于寻找富血管性肿瘤及血管性病变。也可用于椎间盘术后疤痕组织增生与术后复发的鉴别。

3.CT 脊髓造影(简称 CTM) 是把水溶性非离子性造影剂注入鞘内后扫描的方法。用于观察椎管内的详细解剖结构,检查脊髓病变。造影剂用量 5～10ml,浓度为 170～240mgI/ml,浓度不宜高,以免影响观察效果。也可在常规脊椎造影后,间隔一定时间(30～60 分钟),待部分造影剂被吸收后再做 CT 扫描。根据病情需要(如观察脊髓空洞)可行延迟扫描。

第二节 脊柱、脊髓的正常 CT 解剖

1.腰骶椎 腰骶椎的 CT 检查临床较常用。CT 能较好地显示腰骶椎及附近软组织的解剖关系,熟悉腰骶椎正常解剖对解释该部位 CT 所见很重要。

(1)骨性脊椎:

椎体:腰椎椎体由外部的骨密质和内部的骨松质组成,以骨松质为主,良好的骨窗图像可清楚地显示椎体边缘致密的骨密质及椎体内的骨小梁结构。椎基静脉

位于椎体中线后部中 1/2。腰椎椎体因负重关系,在所有脊椎骨中体积最大,椎体横径大于前后径椎体呈肾形,上下扁平或稍凹,前缘凸。

椎弓:为椎体后方半环形的骨板,它与椎体共同围成椎孔。整个脊柱的椎孔连续起来为椎管。椎弓与椎体相连比较狭细处为椎弓根,它起于椎体两侧上部的后外方,椎弓根构成椎间孔的上、下缘及椎管的侧壁。椎弓根主要由骨密质组成,其上部较下部宽。CT 横断位可清楚地显示每个椎弓的 7 个附属突起,即 1 个棘突,2个横突及 4 个关节突。

椎板:椎板为较扁平的骨结构,两侧与椎弓根相连,后部延伸至棘突的底部。因椎板向后下方有一倾斜角度,椎板上部较下部偏前,故在 CT 横断位图像上未完全通过椎弓根层面时,椎管呈不完全的环形结构,椎弓根层面可完整显示椎管的环形结构。此层面显示棘突的全貌。与胸椎椎板不同,腰椎椎板相互不重叠,下腰椎相邻的椎板之间的间隙较上腰椎宽。在下腰椎,椎板可呈弓形,凹面向着椎孔方向。

棘突:由椎弓向后稍向下走行,位于正中线上,腰椎棘突呈板状,中部相对薄,后缘较厚,棘突的末端膨大,含少量骨松质。

横突:由椎弓根与椎板联合处向外并稍向后延伸,其外形似烛心状。横突骨松质相对较多。

关节突及关节突关节:每一椎骨上下各有一对,上、下关节突由关节柱发出,关节柱是椎板和椎弓根联合处的骨质。下关节突的凸面正好与下一椎体的上关节的凹面相吻合形成动关节。在椎间孔下部,上关节突与下面椎弓根相连形成侧隐窝的后缘。关节间隙正常宽度为 $2\sim4\mathrm{mm}$,黄韧带重叠于小关节囊的前部,而在 CT图像上两者不易区分。

椎间孔:椎间孔界限,上下为椎弓根,前内侧为椎间盘,外侧为椎体的外后方,后外侧为上关节突。该孔为脊神经及其相应血管出入椎管的通道,孔内含有短而薄的一段黄韧带,硬膜外脂肪,根静脉,脊神经及背侧神经节。脊神经位于椎间孔的上区,故椎间孔下半部狭窄并不压迫脊神经。

椎孔:腰椎椎孔形态自上而下由卵圆形逐渐变为三角形。上部腰椎椎孔($L_{1,2}$)在横断位上多呈卵圆形,其横径大于前后径,中下部腰椎($L_{3,4}$)呈三角形,尖向后,基底部在前,其横径大于前后径,$10\%\sim20\%$ 腰$_5$ 椎孔呈三叶形。各腰椎椎孔相连成椎管。椎管的前界为椎体,椎间盘纤维环后缘及后纵韧带;后界为椎板、棘突基底部及黄韧带;两侧为椎弓根;后外侧为关节突。

CT 可直接测量椎管的前后径,自椎体后缘中点至棘突基底部的中线部位,即椎管前后缘最大距离,正常范围为 $15 \sim 25mm$。横径为两侧椎弓根内缘之间最大距离,正常范围为 $20 \sim 30mm$。腰$_{4,5}$的两径线均较腰$_{1,2,3}$大。

椎管侧隐窝:椎弓根与椎体后缘间的夹角为侧隐窝,呈漏斗状或矩形,腰$_4$至骶$_1$侧隐窝较长。它外壁为椎弓根的内方,后壁为上关节突的前面,椎体后外缘及邻近椎间盘形成了侧隐窝的前壁。侧隐窝两侧对称。它是椎管最狭窄部分。它的前后径(椎体后缘到上关节突前缘的距离)正常值大于 5mm。侧隐窝为神经根的通道,其内含有离开硬膜囊后穿出椎间孔前的一段神经根(脊神经根水平段)和脂肪。

(2)椎管内结构:高分辨力 CT 可清楚地显示椎管内结构。

硬膜外间隙:该间隙位于硬脊膜与骨性椎管之间。其内填充了丰富的硬膜外脂肪、神经、韧带和血管。腰段硬膜脂肪较颈、胸段丰富。位于硬膜囊的前外方和前方,中后部脂肪位于两侧椎板黄韧带之间,其脂肪含量不等,硬膜外脂肪的含量由上至下渐增,它与周围结构呈良好对比,故平扫即可显示硬膜囊、椎间盘神经根及其相互关系。硬膜外脂肪 CT 图像上为低密度,CT 值低于 $-60HU$,硬膜囊 CT 值 30HU,椎间盘 $70 \sim 130HU$,神经根 30HU。

神经根位于硬膜囊前外侧呈圆形,直径 $2 \sim 3mm$ 两侧对称,出硬膜囊进入椎间孔,每一根神经根通过同一椎体椎弓根之下的椎间孔。背侧神经根节位于椎间孔,平面两侧各一,呈卵圆或圆形(横断位),长 $4 \sim 6mm$,联合神经根系先天性发育变异,约占 1%,最常见于 $L_5 \sim S_1$。它表现为两个神经根,同时出于同一层面的硬膜囊,走行于同一椎间孔。椎管内占位性病变,椎间盘突出和椎体骨质增生可使硬膜外间隙变形,不对称,密度增高,该间隙内神经根可移位。

鞘膜:由硬膜和蛛网膜构成的膜。脊髓表面包着三层被膜,由外向内依次为硬膜、蛛网膜和软膜。正常硬膜囊为圆形,对称,边缘光滑,囊内有脊髓圆锥、马尾和终丝。硬膜主要是密集的纤维结缔组织,上端附着于枕大孔边缘的骨膜,下端止于第 2 骶椎水平。在第 2 骶椎层面以下硬膜与终丝融合,止于尾骨。硬膜和蛛网膜形成神经根鞘,出硬膜走行于椎间孔。硬膜与蛛网膜之间的腔隙为硬膜下腔。正常时硬膜下腔为一潜在间隙。硬膜下占位性病变使该间隙增宽。

蛛网膜下腔:蛛网膜与脊髓的软膜之间的空隙为蛛网膜下腔。鞘内注射水溶性造影剂后蛛网膜下腔为一边缘光滑锐利的高密度环形影。

脊髓位于蛛网膜下腔内。正常圆锥的 CT 特征:圆锥末端多位于腰$_{1\sim2}$平面。胸$_{11\sim12}$平面圆锥形态各异,主要为方形或椭圆形,也可为圆形。圆锥平面发出的腰骶神经根(马尾),前后共 4 根(前根 2 个,后根 2 个),呈蜘蛛足样。正常脊髓圆锥密度均匀,CT脊髓造影后才能显示清楚。前后径为5～8mm、横径7～11mm。圆锥以下马尾神经根CT表现依层面不同而异。神经根由粗逐渐变细。马尾神经根位于硬膜囊后部、沿盲囊弯曲可呈新月形、"V"字形及不规则形。腰$_4$水平马尾神经根可均匀地分布于蛛网膜下腔,呈多个点状充盈缺损。腰骶部的终丝及马尾较细,分布稀少。脊髓圆锥及神经根位置不随体位而变化。正常脊髓CT值为30～40HU,CT脊髓造影后CT值增加30HU,静脉增强后CT增加10HU。

椎间盘:椎间盘由纤维环、髓核及透明软骨终板构成。纤维环为完整的环形结构,它起着髓核包膜的作用,它能抵御放射状张力及扭转和弯曲时的压力,纤维环是椎间盘维持负重的组织,与上下软骨板和脊柱前、后纵韧带紧密相连,紧密附着于软骨板上以保持着脊椎的稳定性。软骨终板为椎体的上下软骨面,形成了髓核的上下界。髓核位于椎间盘的中部略偏后,并不绝对在中心。髓核是一种富有弹韧性、半液体的胶样物质,随年龄增长而逐渐纤维化。髓核约占椎间盘切面的50%～60%,它随外界的压力而改变其位置及形状。诸腰椎间盘形状相似,与邻近椎体形状有关。在横断位上呈肾形,在年轻人其后缘轻度凹陷,这与后纵韧带的走行有关。随年龄的增长,椎间盘后缘由凹变平直,这反映了年龄增长所造成的椎间盘轻度退行性变。退变的椎间盘后缘可平直或轻度膨出,如不压迫邻近的硬膜外脂肪、硬膜囊及神经根,则无临床意义。正常的腰$_5$～骶$_1$椎间盘后缘平直,并可稍隆起。因骶椎角常大于机架所能放置的角度,故CT扫描难以获得完全平行于腰骶椎间盘层面。垫高臀部可获得良好的效果。CT图像上椎间盘边缘密度较中央高,这是纤维环与邻近椎体的软骨终板相连的部分容积效应所致,减薄扫描可完整显示纤维环所固有的相对较高密度。椎间盘的CT值在50～110HU。

韧带:与CT有关的韧带主要有黄韧带、后纵韧带和前纵韧带。黄韧带为衬在椎板间隙前面的弹性韧带,它上起自上一椎板下缘的前面,向外至同一椎骨的下关节突的根部,直至横突根部,向下附着于下一椎板上缘的后面及上关节突前上缘的关节囊。在正中线,两侧黄韧带之间有许多脂肪,在外侧与椎间关节的关节囊相融合,并参与椎间关节囊前部的构成,它的侧缘作为椎间孔的软性后壁。黄韧带的厚度为3～5mm,胸段和颈段较腰段的薄。黄韧带止于骶$_1$椎板的背面。黄韧带的CT值与肌肉相似。后纵韧带位于椎管内椎体的后面,由枢椎延伸至骶椎,它较前纵韧带窄,宽窄不齐,它与每个椎间盘的纤维环紧紧相连,使椎间盘后部得到加强,但不能完全遮盖椎体的后外部和椎间盘,且两侧部分较中部薄,故该解剖结构可解释椎间盘向后外方突出的原因。前纵韧带位于椎体的前面及前外侧面,由枕骨延伸至骶$_1$,除非前、后纵带骨化,否则CT上难以区别两者与椎体、椎间盘的分界。

脊椎静脉:脊椎静脉包括椎基静脉、椎内静脉、椎横静脉和椎后静脉丛等,它们之间互相连接。椎基静脉由椎体内放射状静脉湖汇集而成,它们与前内椎静脉在中线相连,这些静脉湖结构在 CT 上为透亮影呈低密度,勿误为骨折或溶骨性破坏,椎基静脉在 CT 横断位上位于椎体后缘正中,呈一条状低密度影或在椎体松质骨上呈"Y"形低密度影。在它的上或下方可见一小骨性突起称为"骨帽",突向椎管,勿误为骨折片、骨赘或后纵韧带骨化。前内静脉位于硬膜囊的前外侧、神经根鞘的内侧,静脉增强扫描时容易显示。静脉一般较神经根小,密度与硬膜囊近似。偶尔在神经孔内可见椎横静脉,它较神经根更偏外侧,走行更趋向水平。

骶骨:它由 5 块骶椎融合而成,为三角形骨,尖向下。骶骨上缘与腰$_5$相关节,下缘与尾骨相连,骶骨两侧的耳状关节面与髂骨相关节,骶骨的前面或盆面凹陷,骶骨前面的横行水平崤是由于邻近骶段之间椎间盘闭塞所致。4 对骶前孔(骶盆侧孔)和 4 对骶后孔(骶背侧孔)都与骶管相连,有骶神经的前、后支通过。骶管在骶骨的下部不完整,可有不同长度的裂隙。冠状位扫描可显示骶骨及骶管的全貌。

骶髂关节:骶髂关节可分为两部分,即关节前部与关节后部,其前部为滑膜关节(可动关节),有关节软骨;其后部主要为韧带。骶髂关节的前部连接了髂骨上部和骶$_{1~2}$,后部是不规则的。在几乎与骶骨长轴平行的层面,骶髂关节显示最清楚,用 5mm 层厚扫描,骶髂关节的可动关节面界限清,关节间隙对称。

2.胸椎　胸椎椎体前凸后凹,其前后径与横径大致相等。椎管呈圆形。胸椎的椎弓根起自每个椎体的上半部分,向后外并稍向下到关节柱和后面椎弓。椎板较宽而短,横突较粗,从关节柱伸向后外,CT 横断位扫描可显示椎肋关节、肋横突关节和关节突关节。

胸椎椎间孔界限:前外为肋骨颈,前为椎体,后为关节突,上下为椎弓根。胸段硬膜囊与脊髓相比明显的大,脊髓位于蛛网膜下腔正中略偏前,呈圆形。脊髓的背、腹侧神经根,根静脉和脊椎动脉均在脑脊液内,并占据硬膜下腔。冠状面和矢状面重建有利于显示脊髓与蛛网膜下腔的关系。

脊髓与脊椎骨的位置关系:一般按照 Chipaut 公式,即椎体序数:下颈椎加 1,上胸椎加 2,下胸椎加 3,但由于脊髓圆锥水平与脊髓位置并非固定不变,圆锥水平越高,二者相差越大,或反之。

胸椎椎间盘为最薄者。它以前、后纵韧带为界并紧密相连,后外侧附着于肋骨崤。

3.颈椎　颈$_1$(环椎):无椎体和棘突,只有前、后弓和两侧块,侧块上带有上、下关节凹。

颈$_2$(枢椎)：椎体上端,有一骨性突起称齿突,它位于环椎前弓的后方。CT 横断位和冠状位扫描可清楚地显示环枕关节和环枢关节的解剖结构。环枕关节是两个关节的联合关节,由环椎侧块上面的关节面和枕骨髁构成。黄韧带由环椎后弓的内面至枢椎椎板的上面组成,可以防止头和环椎在枢椎上向前移动,对脊髓也起保护作用。环枢关节由四个关节组成,两个中间的车轴关节及两个侧方的摩动关节,前者即在环椎前弓后面与齿突前面之间的关节及在环椎横韧带前面与齿突后面之间的关节,后者即两侧环枢椎关节突之间的椎间关节。这四个关节均有滑囊。

颈椎横突孔：由椎弓根,横突前、后根及肋横突板构成,左侧较右侧稍大。椎动脉和小静脉丛从颈$_{2\sim6}$的横突孔通过。横断位经椎间盘层面显示钩突。钩突是从椎体侧缘向上突起的骨嵴,形似钩状,故名钩突。它与相邻的上一椎体下面侧方的斜坡形成钩椎关节,也称 luschka 关节。

钩椎关节：属于滑膜关节,可随年龄增长而出现退行性变。钩椎关节内侧面为椎间盘、纤维环及钩突,从而阻止与减少髓核自椎体侧后方突出或脱出的机会。其前方偏内为前纵韧带,后外为钩椎韧带附着,以加强关节的稳定性。钩椎关节外前方是椎动脉,外后方为颈脊神经穿过椎间孔。

颈椎椎管呈等腰三角形,从颈$_1$至颈$_3$逐渐变小,颈$_{3\sim7}$椎管大小相等。在椎体后缘正中常有一个小骨性突起突向椎管,称骨帽。正常颈椎椎孔前后径下限为12mm,颈$_1$为16mm。虽然椎管测量的临床应用有一定的局限性,一般不能仅据测量数据做出诊断,但对发现先天性或继发性椎管狭窄及颈椎病有重要意义。

CT 脊髓造影横断位示颈段脊髓呈椭圆形前缘稍平,脊髓前正中裂表现为蛛网膜下腔的腹侧正中的小三角形凹陷,脊髓位于蛛网膜的正中,颈 3～7 脊髓前后径的范围和平均值基本相仿,平均值 6～7mm。

第八章　脊髓的 MRI 诊断

第一节　脊柱、脊髓正常 MRI 影像

一、正常 MRI 信号特征

1.椎骨　椎体的信号强弱取决于骨髓的类型和红、黄髓的比例。红骨髓丰富的年轻人,椎体内骨髓在 T_1WI 显示与肌肉几乎同程度的低信号。随着年龄增长,黄骨髓增多,椎体信号开始不均匀,T_1WI 信号升高。椎体终板均呈低信号。附件一般亦呈低信号,松质丰富部位 T_1WI 可呈稍高信号。椎小关节间隙内的液体 T_2WI 呈高信号,退变时此高信号消失。在矢状面上可见椎体后缘的中间部位有短的条状凹陷,T_1WI 呈高信号,为正常椎-基底静脉。

2.椎间盘　椎间盘在 T_1WI 呈低信号,不能区分髓核与纤维环。在 T_2WI 除外侧纤维环呈低信号外,其余部分均呈高信号。随年龄增长,T_2WI 椎间盘信号有所降低。30 岁以后 T_2WI 椎间盘中央有一水平低信号影,为纤维组织造成,属正常表现。低信号的外侧纤维环与前纵韧带、后纵韧带不易区分。

3.韧带　主要是位于椎体前面和后面的前纵韧带和后纵韧带、椎管内背面两侧的黄韧带、棘突间的棘间韧带、棘突后方的棘上韧带等。这些韧带同椎体骨皮质、外侧纤维环及硬脊膜紧贴,在 T_1WI、T_2WI 均呈低信号。

4.脊髓和脊神经　脊髓位于脑脊液中,脊髓与神经根呈中等信号。脊髓上端与延髓相连,下端为脊髓圆锥,出生时圆锥位于第 3 腰椎水平,随年龄增长,逐渐上移,至成人的第 1 腰椎水平。脊髓圆锥以下,腰骶部神经根形成马尾。终丝是连接圆锥和硬膜囊最下端的线状结构,与马尾神经信号相等而难以区别。

5.蛛网膜下腔　蛛网膜下腔的脑脊液在 T_1WI 呈低信号,T_2WI 呈高信号。脊髓圆锥以下蛛网膜下腔逐渐扩张并形成终池。蛛网膜与硬脊膜紧密相贴,不能区分。在下颈段及上胸段蛛网膜下腔内常见脑脊液搏动所致的伪影,T_2WI 呈不均匀低信号,有时导致脊髓信号不均,需加以注意。

6.硬膜外间隙 硬膜外间隙为骨性椎管与硬脊膜间的狭窄腔隙,其间主要含有硬膜外脂肪、静脉、营养动脉、脊神经及韧带。脂肪组织在 T_1WI 呈极高信号,易于与其他组织区别。

二、主要层面的 MRI 解剖

脊柱脊髓 MRI 解剖,见图 8-1-1 至图 8-1-8。

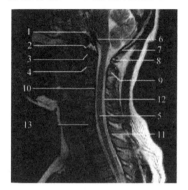

图 8-1-1 颈椎正中矢状位 T_2WI

1.斜坡;2.寰椎前弓;3.寰枢前关节;4.齿状突软骨结合部;5.脊髓;6.椎动脉颅内段;7.枕骨大孔后缘;8.寰椎后弓;9.枢椎棘突;10.后纵韧带;11.黄韧带;12.蛛网膜下腔;13椎间盘。

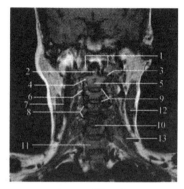

图 8-1-2 颈椎冠状位 T_1WI

1.寰椎侧块;2.齿状突;3.寰枢侧关节;4.枢椎侧块;5.枢椎椎体;6.椎动脉;7.颈内静脉;8.横突;9.钩椎关节;10.椎间盘;11.颈$_7$椎体;12.胸锁乳突肌;13.斜角肌群。

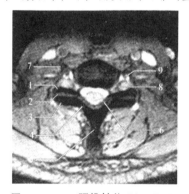

图 8-1-3 颈椎轴位 $FS-T_2WI$

1.颈$_7$上关节突;2.颈$_{6\sim7}$椎小关节;3.颈$_6$下关节突;4.椎板;5.棘突;6.黄韧带;7.颈$_6$横突;8.颈$_7$脊神经节;9.椎动脉。

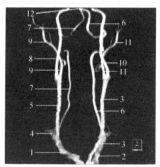

图 8-1-4 颈 MRA 正位

1.头臂干;2.左锁骨下动脉;3.左颈总动脉;4.右锁骨下动脉;5.右颈总动脉;6.左椎动脉;7.右椎动脉;8.右颈内动脉;9.右颈外动脉;10.左颈内动脉;11.左颈外动脉;12.基底动脉。

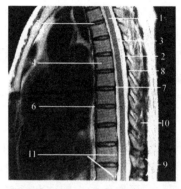

图 8-1-5　胸椎矢状位 T₂WI

1.脊髓；2.蛛网膜下腔；3.脑脊液搏动流空影；4.椎体；5.椎间盘；6.前纵韧带；7.后纵韧带；8.黄韧带；9.棘上韧带；10.棘间韧带；11.椎-基底静脉。

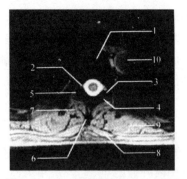

图 8-1-6　胸椎轴位 FS-T₂WI

1.椎体；2.黄韧带；3.下位椎骨上关节突；4.上位椎骨下关节突；5.椎间小关节；6.棘上韧带；7.胸棘肌；8.斜方肌；9.胸最长肌；10.降主动脉。

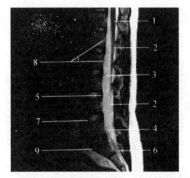

图 8-1-7　腰椎正中矢状位 T₂WI

1.脊髓圆锥；2.马尾神经；3.蛛网膜下腔；4.腹侧硬脊膜；5.后纵韧带；6.终丝；7.腰₄/₅椎间盘；8.椎-基底静脉；9.骶骨岬。

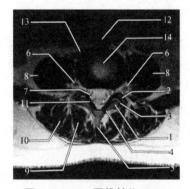

图 8-1-8　腰椎轴位 T₂WI

1.下关节突；2.上关节突；3.椎小关节；4.椎弓板；5.棘突；6.腰₅脊神经；7.腰₅脊神经根；8.腰大肌；9.多裂肌；10.竖脊肌；11.黄韧带；12.腹主动脉；13.下腔静脉；14.椎间盘。

第二节　脊髓内占位性病变

　　椎管内肿瘤约占神经系统肿瘤的 15%，按生长的部位可分为脊髓内、脊髓外硬膜下和硬膜外肿瘤三种，其中以脊髓外硬膜下肿瘤为常见，占 60%～75%，其他两类各占 15%。脊髓内的肿瘤临床上较多见的有胶质瘤、神经纤维瘤及血管网状细胞瘤。胶质瘤是指来源于神经胶质细胞的肿瘤,即肿瘤起源于星形细胞、少突胶质细胞和室管膜细胞。临床上以室管膜瘤最常见,其次为星形细胞瘤。室管膜瘤以膨胀性生长为主,肿瘤与邻近脊髓组织分界清楚。星形细胞瘤、少突胶质细胞瘤以浸润性生长为主,病变多与正常组织分界不清。

一、室管膜瘤

脊髓内室管膜瘤好发于中央管及终丝的室管膜细胞,以位于脊髓后部为多。占脊髓内肿瘤的 60%,发病年龄高峰为 20～60 岁,男性多见。绝大多数为良性,少数可恶变,好发部位为腰骶段、脊髓圆锥和终丝。肿瘤可发生种植转移和脊髓空洞改变。

(一)诊断要点

(1)见于 20～60 岁成年人,男性居多。

(2)脊髓内室管膜瘤生长缓慢,早期可无症状。

(3)肢体出现渐进性麻痹、疼痛,压迫脊髓和神经根时可出现神经根痛,可出现不完全或完全性运动障碍症状和大小便障碍。

(4)脑脊液检查:脑脊液动力学测定即奎肯试验呈阳性者达 97%。脑脊液蛋白明显增高者达 88%。

(5)CT 表现:脊髓呈梭形肿大,周围蛛网膜下隙对称性狭窄。脊髓造影 CT 扫描(CTM)延迟扫描可见脊髓空洞的延迟充盈。

(二)MRI 表现

(1)脊髓增粗,肿瘤多位于脊髓中央,边界清楚。

(2)瘤体 T_1WI 上多为等或低信号,T_2WI 上呈高信号;肿瘤内可见囊变、坏死、出血,呈现相应的信号改变。

(3)增强后,肿瘤多有强化且强化均匀(图 8-2-1),少数为不均匀强化,囊变、坏死区无强化。

(4)20%～33% 的病例在 T_2WI 上于肿瘤的上/下极见低信号,称为"帽征",为出血引起的含铁血黄素沉积所致。

(5)多伴有瘤体上、下极邻近脊髓不同程度的水肿,呈明显长 T_1、长 T_2 信号,可伴有中央管扩张。

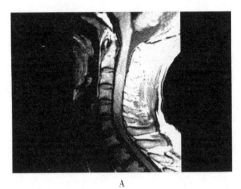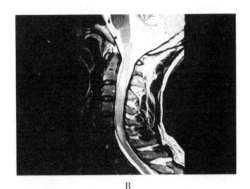

A   B

图 8-2-1　脊髓室管膜瘤

二、星形细胞瘤

脊髓内星形细胞瘤为儿童最常见的髓内肿瘤,在成人则仅次于室管膜瘤居第二位。多为纤维性星形细胞瘤,以浸润性生长为主,病变与正常脊髓分界不清,同时累及多个脊髓节段,肿瘤可发生坏死、囊变,可伴发脊髓空洞形成。

(一)诊断要点

(1)好发于 30～60 岁,男女之比为 1.5：1,病情发展快,病程短。

(2)好发部位在颈胸交界处。

(3)可出现肢体渐进性麻痹、疼痛、神经根痛、不完全或完全性运动障碍症状和大小便障碍。

(4)X 线和脑脊液检查:参见室管膜瘤。

(5)CT 表现:病变段脊髓呈梭状增粗,增粗段与正常段之间分界不清。

(二)MRI 表现

(1)脊髓内星形细胞瘤好发于颈胸段,累及范围较广,多个脊髓节段受累。

(2)病变段脊髓增粗,肿瘤位于脊髓内,多偏一侧,边界不清。

(3)瘤体平扫 T_1WI 上呈低或等信号,T_2WI 上呈高信号。

(4)肿瘤囊变常见,一般无"帽征"(图 8-2-2)。

(5)增强后病灶呈不均匀性强化。

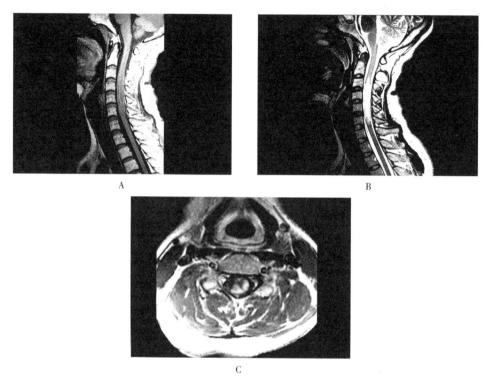

图 8-2-2　脊髓星形细胞瘤

A.矢状面 T_1WI 示 $C_3 \sim C_6$ 节段脊髓增粗,呈稍低信号,边界不清;B.T_2WI 示肿瘤呈高信号,瘤体上下极邻近脊髓见小片状水肿;C.横断面增强扫描 T_1WI 示肿瘤片状不均匀明显强化。

三、脊髓血管网状细胞瘤

脊髓血管网状细胞瘤占椎管内肿瘤的 $1\% \sim 7\%$,多数位于髓内,亦可位于硬膜内甚至硬膜外。无性别差异。多为单发,多发者亦不少见。1/3 的脊髓血管网状细胞瘤患者为 Von Hippel-Lindau 综合征患者。病理上血管网状细胞瘤多为囊性,囊壁有附壁结节,肿瘤血管丰富,有较粗的引流静脉,有时可见囊壁钙化。

(一)诊断要点

(1)发病年龄一般小于 40 岁。

(2)半数位于胸髓,其次为颈髓。

(3)临床表现主要为感觉、运动障碍和疼痛,病史多较长,平均为 3 年。

(4)CT 表现:脊髓增粗,肿瘤呈低密度,增强后明显强化。

（二）MRI 表现

（1）肿瘤多位于脊髓背侧，实性或囊实性，部分呈典型的"大囊小结节"表现，结节常位于脊髓背侧。

（2）肿瘤实性部分 T_1WI 上多呈等或低信号，T_2WI 呈高信号，增强后明显强化（图 8-2-3）。

（3）肿瘤内及附近可见匍行性流空血管信号，此征象在诊断上具有特异性。

（4）肿瘤周围可见大片水肿，上下极可有"帽征"。

（5）可伴有很长的脊髓空洞，严重者可累及整个脊髓。

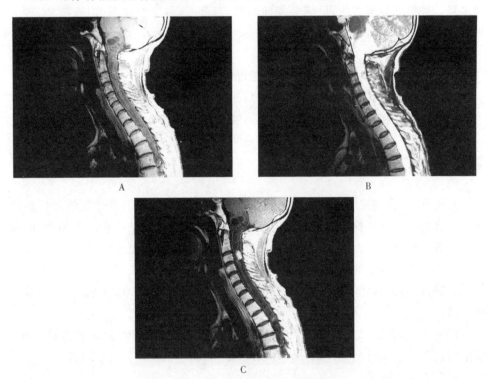

图 8-2-3　脊髓血管网状细胞瘤

A.～C.矢状面 T_1WI、T_2WI 和增强扫描 T_1WI 示肿瘤呈"大囊小结节"型，实性结节呈等 T_1、长 T_2 信号，增强后明显且均匀强化。

第三节　脊髓外硬膜下占位性病变

一、神经鞘瘤

神经鞘瘤起源于神经鞘膜的施万细胞,是椎管内最常见的肿瘤,属良性肿瘤,占所有椎管内肿瘤的29%。大多单发,也可多发,生长于髓外硬膜内的脊神经根及脊膜,呈哑铃状骑跨在脊膜内外,可发生于椎管内任何节段,以中上颈段和上胸段多见。肿瘤多为实质性,呈圆形或椭圆形,有分叶,有完整包膜,边缘清楚,较大时可发生囊变和出血。

(一)诊断要点

(1)好发于20～50岁,病程进展较缓慢,女性略多。

(2)大多数患者早期有神经根痛,以后逐渐出现感觉异常。

(3)可出现四肢无力、运动障碍表现。晚期有括约肌功能紊乱症状。

(4)腰椎穿刺:检查见脑脊液蛋白含量明显增高,动力学检查有梗阻表现,而且都早于临床症状的出现。

(5)X线检查:

脊柱平片:直接征象主要是神经鞘瘤钙化斑阴影,很少见。间接征象是指肿瘤压迫椎管及邻近骨结构而产生的相应改变。包括椎弓破坏、椎弓根间距加宽、椎间孔扩大等。椎间孔扩大虽在脊膜瘤也可以见到,但如扩大明显者或发现有2～3个椎体改变常提示本病的可能性大。

脊髓造影:脊髓外硬膜下肿瘤见肿瘤侧蛛网膜下隙增宽,对侧变狭,阻塞端呈杯口状。

(6)CT表现:肿瘤呈圆形实质性肿块,与脊髓相比呈稍高密度,脊髓受压移位。沿椎间孔向外生长时呈哑铃状,局部椎管及椎间孔扩大,椎体骨质吸收破坏。

(二)MRI表现

(1)肿瘤最常见于颈段和腰段椎管内,一般位于脊髓的腹外侧方,境界清楚,边缘光滑。

(2)肿瘤在 T_1WI 上呈等信号, T_2WI 上呈高信号,信号多不均匀,囊变常见。

(3)增强后实质部明显强化,液化坏死区不强化,强化多不均匀,囊变明显时可呈环状强化,无"硬膜尾征"(图8-3-1)。

(4)脊髓受压向对侧移位,肿瘤侧蛛网膜下隙增宽。

(5)肿瘤可由椎间孔延伸至椎管外而呈"哑铃状"。

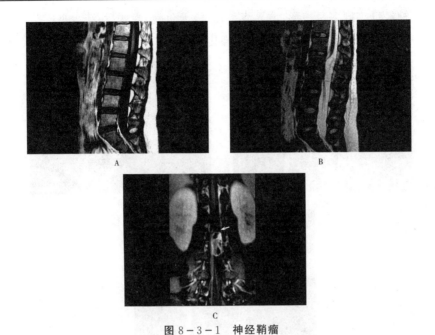

图 8-3-1　神经鞘瘤

　　A.矢状面 T_1WI 示 $L_2 \sim L_3$ 节段马尾后方见椭圆形肿块,呈低信号;B.T_2WI 示肿瘤呈明显囊变,囊壁及囊内间隔呈等信号;C.冠状面增强扫描 T_1WI 示肿瘤呈环状及片状强化,马尾受压向右移位,肿瘤侧蛛网膜下隙增宽(↑)。

二、神经纤维瘤

　　椎管内神经纤维瘤的起源、生长部位及形态与神经鞘瘤相似。可单发或多发。多发性神经纤维瘤称为神经纤维瘤病。

(一)诊断要点

　　(1)好发于 20～40 岁,无性别差异。

　　(2)可于头颈部及全身出现多发性结节状肿块,皮肤有咖啡色素斑沉着。

　　(3)生长于椎管内的神经纤维瘤,其临床表现及症状与神经鞘瘤相同。

　　(4)CT 表现:CT 平扫表现与神经鞘瘤相似,但在椎管内神经纤维瘤发病数仅占两者总数的 1% ;在椎管外两者发病率相似,神经鞘瘤略多。

(二)MRI 表现

　　(1)肿瘤在 T_1WI 上呈等信号,典型者 T_2WI 上显示肿瘤周边部分因含水量高而呈高信号,同时可见病变中心的信号强度减低。

　　(2)发生于神经纤维瘤病 I 型者,常为多发,表现为多个大小不一的圆形或类圆形肿块,分布广泛(图8-3-2)。

(3)神经纤维瘤多呈梭形,境界清楚,一般无包膜,囊变、坏死少见。

(4)增强扫描肿瘤一般呈显著均匀强化。

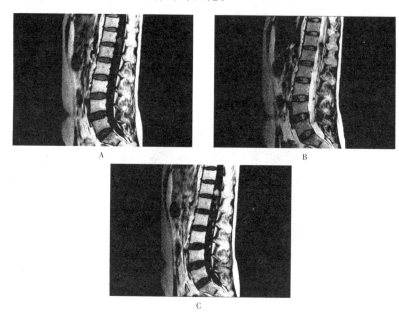

图 8-3-2　神经纤维瘤病(Ⅰ型)

A.矢状面 T_1WI 示胸腰段椎管内多个大小不一结节状等信号肿块;B.T_2WI 示肿瘤呈等信号;C.增强扫描 T_2WI 示肿瘤均匀明显强化。

三、脊膜瘤

脊膜瘤约占所有椎管内肿瘤的 25%。2/3 以上发生于中年,发病年龄高峰为 30~50 岁,女性略多。起源于脊膜蛛网膜杯状细胞,少数生长在神经根。最常见于胸段(70%),其次为颈段(20%),腰段少见。颈段者肿瘤常位于脊髓前方,其他部位者则多位于脊髓侧后方。肿瘤常单发,较小,呈圆形,可钙化,生长缓慢。肿瘤绝大多数位于髓外硬膜内,少数可位于硬膜外。

(一)诊断要点

(1)发病年龄高峰为 30~50 岁。肿瘤生长缓慢,病程长,女性略多见。

(2)肿瘤增大压迫神经根出现局部疼痛,有定位意义。感觉障碍为下肢远端感觉改变,逐渐向上发展。

(3)运动障碍,锥体束损害出现早而显著。括约肌障碍出现晚。

(4)CT 表现:CT 平扫可以显示脊髓外硬膜内软组织肿块,呈等密度或稍高密度表现,有时可见不规则钙化灶。侵入椎间孔者可致椎间孔扩大。增强扫描病灶呈中度强化。

(二)MRI 表现

(1)平扫 T_1WI 瘤体呈等或稍低信号; T_2WI 呈稍高信号,钙化明显时呈低信号。

(2)增强后肿瘤明显强化,且强化均匀,极少囊变、出血。瘤体呈类圆形或宽基底与硬膜相连,可见"硬膜尾征"。

(3)肿瘤可由椎间孔延伸至椎管外而呈"哑铃状"。

(4)病灶水平蛛网膜下隙狭窄,其上下方的蛛网膜下隙增宽,脊髓不同程度受压(图 8-3-3)。

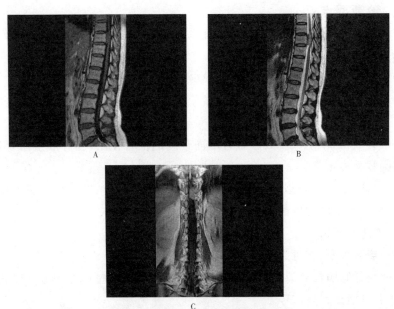

图 8-3-3　脊膜瘤

A.矢状面 T_1WI 示 T_{10} 椎体水平脊髓前方见椭圆形肿块,呈等信号;B.T_2WI 示肿瘤呈稍高信号;C.冠状面增强 T_1WI 示肿瘤均匀性强化,宽基底附着于硬脊膜,脊髓受压向右移位,肿瘤侧上下方蛛网膜下隙增宽。

第四节　硬膜外占位性病变

一、转移瘤

椎管内硬膜外肿瘤绝大多数为恶性肿瘤,多位于硬膜外腔的后方和外后方,肿瘤常偏一侧生长,表现为硬膜外腔的软组织肿块,可有椎管梗阻脑脊液循环障碍的表现。有时还可出现相应椎体骨质改变。转移瘤是椎管内硬膜外的常见恶性肿瘤,其转移途径为:经动脉播散、经椎静脉播散、经淋巴系统播散、邻近肿瘤直接累及、经蛛网膜下隙播散,最常见为脊椎转移瘤的直接侵犯。

(一)诊断要点

(1)多见于老年人,病程进展较快,有原发病灶的病史。多来自肺癌、肾癌和乳腺癌等。

(2)多发生于胸段,腰段次之,颈段最少。

(3)最常见的症状是疼痛,多在局部。可以出现不同程度的脊髓压迫症状和体征。

(4)脑脊液检查:绝大多数患者有不同程度的椎管梗阻,脑脊液蛋白含量常有增高,细胞数大多正常。

(5)CT 表现:平扫可以显示椎管内硬膜外软组织肿块,密度均匀或不均匀,增强扫描肿瘤可有不同程度的强化。相邻骨质结构可有破坏。

(二)MRI 表现

(1)肿瘤多单发,亦可为多发。

(2)硬膜外脂肪信号消失,被异常肿瘤信号占据。肿瘤在 T_1WI 上呈低信号,在 T_2WI 上呈稍高到高信号。

(3)可有邻近脊椎转移表现(图 8-4-1)。

(4)脊髓及蛛网膜下隙受压移位。

(5)增强后肿瘤呈结节状或环状强化。

二、淋巴瘤

椎管内淋巴瘤多位于硬膜外,多数为转移性或继发性,原发性少见。无明显性别差异,平均发病年龄约 40 岁,首发症状多为背痛,肿瘤增大可引起脊髓压迫症状。

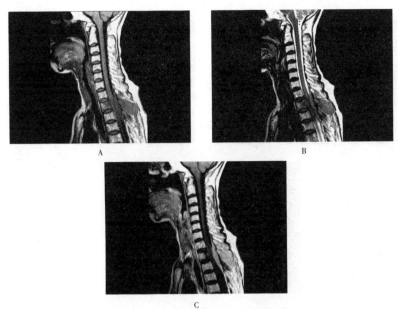

图 8-4-1　喉癌胸椎及硬膜外转移瘤

A.矢状面 T_1 WI 示 $T_1 \sim T_3$ 节段脊髓后方与前方硬膜外转移瘤呈低信号,T_2 椎体及 $T_1 \sim T_3$ 棘突亦见转移呈低信号;B.T_2 WI 肿瘤呈稍高信号,脊髓及蛛网膜下隙包绕受压而明显变窄;C.增强 T_1 WI 示肿瘤中度且均匀性强化。

(一)诊断要点

(1)多见于成人,多有其他部位淋巴瘤表现。

(2)最常见的症状是疼痛,可以出现程度不一的脊髓和神经根压迫症状和体征。

(3)CT 表现:平扫可以显示椎管内硬膜外软组织肿块,密度均匀,增强扫描均匀性强化。

(二)MRI 表现

(1)椎管内硬膜外淋巴瘤以胸腰段多见,常包绕硬膜囊,并在纵向上呈浸润性生长,肿瘤上下范围广。

(2)硬膜外脂肪信号模糊或消失,代之以异常肿瘤信号。肿瘤在 T_1 WI 上呈等或稍低信号,在 T_2 WI 上呈稍高信号。

(3)继发性者,可有椎旁肿块和椎体受侵表现(图 8-4-2)。

(4)增强后肿瘤区呈均匀较明显强化。

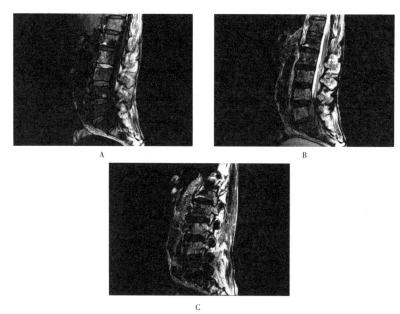

图8-4-2　淋巴瘤

　　A.矢状面 T_1WI 示 L_5～S_1 节段硬膜外肿块呈低信号,L_1～S_3 椎体为淋巴瘤浸润而呈低信号;B.T_2WI 肿瘤呈等到稍高信号;C.另一层面 T_1WI 示腹膜后多发肿大淋巴结,并相互融合,呈等到稍高信号。

第九章 颈外侧部病变CT诊断

颈器官部(喉、气管、食管、甲状腺、甲状旁腺)病变主要位于颈中线上,而颈外侧部占位性病变往往是颈部CT检查的重点,主要有各种囊肿、淋巴管瘤(囊状水瘤)、血管病变(瘤与非瘤性)、炎性包块、真性肿瘤及淋巴结肿大等。

一、淋巴管瘤

由增生的淋巴管所构成,为淋巴管发育畸形所致,而不是真性肿瘤,大多数发生于婴幼儿,为先天性。组织学上分为三型:毛细管型淋巴管瘤多发生于皮肤及黏膜处,海绵状淋巴管瘤多发生于上肢、腋部,囊性淋巴管瘤(囊状水瘤)多发生在颈部。大体上为多房性囊性肿瘤,囊壁薄而呈半透明状,质软,囊内为淡黄色澄清液体充填,瘤体常较大,直径常在10cm以上,常压迫气管或大血管而影响呼吸或血循环,常需手术治疗。

CT上表现为囊状分隔的互相连通的高密度和低密度影,囊腔大小不等,可向下伸展至纵隔,向上可达咽旁间隙,向外到腋下。临床诊断并不困难。CT检查的目的是了解病变的范围而有助于手术治疗。

二、血管瘤

颈部血管瘤临床表现可类似囊状水瘤,有时囊状水瘤中也有血管瘤的成分。多数在出生时即已发生,少年期增大。颈部血管瘤可位于皮肤或颈深部组织中,位于深部时其界限常不清楚而是浸润性伸展。注射造影剂后CT上可清楚显示血管瘤的范围,但也有增强不明显的或不增强的病例出现。

三、动脉瘤

当颈部扪及搏动性包块时,可以是动脉瘤。所以在富于血管肿瘤或有血管搏动传导的肿瘤,临床上在穿刺活检前往往应先行超声或CT检查。大多数动脉瘤位于颈侧部,仅椎动脉动脉瘤和动静脉畸形可位于颈中部。

四、颈静脉血栓形成

很多原因可引起颈静脉血栓形成,如导管插管,静脉内给药,感染或肿瘤压迫等。CT 上颈静脉血栓形成表现为静脉增粗,注射造影剂后静脉壁有增强(动脉供血),而静脉管内不增强。如果是新鲜血栓,增强前可见静脉内高密度影。如果只看一个 CT 层面,会将外周增强而中心不增强的颈静脉血栓误认为转移性肿瘤,但如果仔细阅读连续层面可以避免此错误。

五、炎性包块

当临床怀疑颈部有炎性包块时,需与转移性瘤块、血栓性静脉炎、腮裂囊肿感染等鉴别,往往在穿刺活检前先行 CT 检查可以帮助鉴别。

对于显示炎性包块的范围,病变与周围器官的关系以及区别蜂窝组织炎和脓肿等,CT 是有意义的。蜂窝组织炎表现为弥漫的软组织肿胀和脂肪层的消失,脓肿则表现为界限清楚的低密度包块,可含有气泡,注射造影剂后可见脓肿壁厚,并有增强,但要警惕肿瘤和结核性淋巴结炎,因此病变亦可有外周增强。

六、原发性肿瘤

颈部的良性肿瘤不多见,主要是副节瘤(颈动脉体瘤)、神经源性肿瘤(神经鞘瘤或神经纤维瘤)及脂肪瘤。其中尤以副节瘤为多,它是来自颈动脉体部位的化学感受器细胞。CT 上表现为界限清楚的包块,位于颈动脉分叉处,注射造影剂后常均匀增强。由于颈部有较多神经丛及脊神经,故可发生神经鞘瘤或神经纤维瘤。CT 扫描上,其密度可因瘤内成分(纤维、脂肪、退变及囊性变)而有不同。颈部脂肪瘤是软组织来源的肿瘤,多数位于皮下,但可见于颈部任何一处。CT 诊断不难,脂肪瘤界限清楚,体积大时可压迫邻近器官或组织(图 9-1)。

其他少见的颈部原发肿瘤有横纹肌瘤、硬纤维瘤(韧带样瘤)、脂肪肉瘤、恶性神经鞘瘤、横纹肌肉瘤、恶性纤维组织细胞瘤等。恶性肿瘤在 CT 上表现为界限不清、浸润性生长的软组织肿块。

七、淋巴结肿大

由于头颈部的淋巴引流十分丰富,引流躯干及下肢淋巴的胸导管又到颈根部注入颈静脉角,因而颈部淋巴结在癌转移性肿瘤中 85% 来自头颈部,15% 来自躯干及下肢,表现为属于颈深部淋巴结群下组的锁骨上淋巴结肿大。

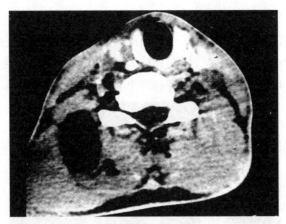

图 9-1　颈部脂肪瘤

右侧后颈项部可见 3cm×2cm 大小、边界清楚密度影,CT 值-82HU。

颈部淋巴结肿大主要见于:转移性肿瘤、淋巴瘤、淋巴结反应性增生、淋巴结核。在 CT 应用之前,临床上对颈部淋巴结肿大只能采用触诊,但其准确性有限。CT 应用后对颈部淋巴结肿大的判断提供了方便的条件,其意义主要有:①高分辨 CT 可常规发现 6mm 以上肿大淋巴结;②CT 发现淋巴结的敏感性明显高于临床,并能检出临床触诊未能发现的淋巴结;③帮助判断淋巴结周围受累的情况,如有否颈动脉根部及器官的同时侵犯;④对于触诊难以明确的颈深部组织结构,如咽后区、气管食管沟等有无淋巴结肿大可以发现。

CT 上目前通行的淋巴结肿大的标准是 1.5cm 以上。首先要把淋巴结与颈部众多的血管分支区别开,当有困难时可用注射造影剂的方法鉴别。增强扫描还可以帮助判断淋巴结外有无癌累及,有些小于 1.5cm 的淋巴结在增强扫描时即可见到薄环形增强,说明此淋巴结已有转移发生,而对于一个肿大淋巴结其增强环变宽,境界不清时说明淋巴结外已有癌累及。同时,如果 CT 上淋巴结外脂肪层的消失或水肿以及相邻颈部肌肉肿胀,也是淋巴结包膜外受累的表现。一旦转移癌已破出淋巴结包膜,进入周围软组织中,就很容易侵及颈动脉壁。正常情况下,淋巴结和颈动脉之间有一分界,如果此分界消失则说明颈动脉已受累。对于肿块在 CT 上发现与颈动脉之间分界消失,则不能鉴别是紧贴、粘连,还是已侵入。

CT 对于肿瘤患者颈淋巴结检查的目的是为临床治疗和预后提供信息,如喉癌患者如见到局部淋巴结转移时,5 年存活率仅为 50%,因此对于临床分期提供了基础。

CT 扫描上对于颈淋巴结转移,不仅要能发现,还要对淋巴结进行明确的定位,以便对其判断属于哪一群,可帮助临床确定转移瘤的原发部位(图9-2、图9-3)。一般来说可将颈部分为上、中、下三个层面,上颈淋巴结主要引流头面部淋巴结,中颈淋巴结引流甲状腺、甲状旁腺,以及相应的颈段食管、气管的淋巴结,下颈淋巴结则主要与胸腹腔和下肢回流到胸导管的淋巴有关。

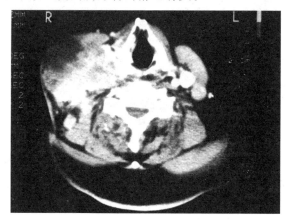

图9-2   中状腺癌右颈部淋巴结转移

增强扫描见右颈部有一7.4cm×7.2cm大小增强影,其内密度不均,可见不规则的密度减低影,CT值42~71.8HU。

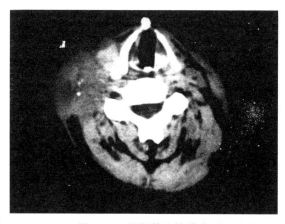

图9-3   颈部转移性鳞癌

平扫见右侧颈部有一6cm×5cm大小、形态不规则的软组织块影,其内可见低密度(坏死)及钙化影,CT值39.9~151HU。

CT对颈部淋巴结的检查还主要用于头颈部肿瘤术后或颈部淋巴瘤化疗、放疗后有无复发的判断,尤其是对于颈深部淋巴结,临床触诊难以发现,更需要CT进行检查。

八、原发灶不明的颈淋巴转移

对颈淋巴结转移有一组病例难以发现原发灶,甚至尸体解剖也找不到转移癌的来源,主要见于锁骨上淋巴结,尤以左锁骨上淋巴结为多。目前的解释是此处淋巴结与胸导管有淋巴管相通,而胸导管主要是左侧为主,右淋巴导管则管径小、短,接纳淋巴液的范围小。CT 检查的目的是除了锁骨上淋巴结外,发现其余颈部淋巴结有无肿大,以帮助确定淋巴结转移的范围和数目。

九、淋巴瘤

颈部淋巴结是淋巴瘤的最好发部位。由于淋巴瘤没有良性,故一般已将"恶性"两字省略了。淋巴瘤大的分类为两类,即何杰金病和非何杰金淋巴瘤,两者都是以淋巴结肿大为主要表现,尤其是 20~40 岁年龄组出现无诱因的单侧颈淋巴结肿大应高度警惕淋巴瘤,颈部各群淋巴结都可受累,但以颈内群和椎旁群最多见。CT 上与转移癌相比,淋巴瘤很少出现中心坏死,除非治疗后的淋巴瘤,可出现大片坏死。

参考文献

[1]程流泉,龙莉艳.乳腺MRI手册.北京:人民军医出版社,2013.

[2]姜恩海,王桂林,龚守良.放射性疾病诊疗手册.北京:中国原子能出版社,2012.

[3]刘兴第,边杰,程绍玲.全科腺体CT/MRI影像诊断学.沈阳:辽宁科学技术出版社,2013.

[4]刘玉广.医学影像成像原理.长春:吉林大学出版社,2012.

[5]孟庆学.实用放射诊断学.北京:中国医药科技出版社,2013.

[6]王颖,刘金丰.肿瘤CT与MRI诊断.广东:广东科学技术出版社,2012.

[7]杨丰才.医学影像基础与疾病诊断.昆明:云南科学技术出版社,2011.

[8][德]伊莱夫.脊柱影像学.北京:人民卫生出版社,2012.

[9]章龙珍.医用放射防护学.南京:江苏科学技术出版社,2012.

[10]郑晓林,许达生.盆腔疾病CT、MRI鉴别诊断学.西安:西安世界图书出版公司,2013.

[11]曹群山.62例骨骼损伤的X线诊断与分析.河南职工医学院学报,2013,25(03):264-265.

[12]曾苗雨,易旦冰,陈晓亮,梁韬,丁建林.CT、MRI诊断卵巢癌价值的临床研究.中华临床医师杂志,2016,10(09):1275-1278.

[13]郭贵平.骨肿瘤X线诊断中的"陷阱".医学信息,2011,24(02):785.

[14]王斌,陶佳意.膀胱癌的CT及MRI临床诊断分析.中国CT和MRI杂志,2016,14(06):88-90,94.

[15]魏健强,李健,马剑,薛婷婷.CT和MRI在脑血管疾病中的诊断有效性及效果观察.中国CT和MRI杂志,2016,14(07):18-20.